肾虚不是病

佟彤◎著

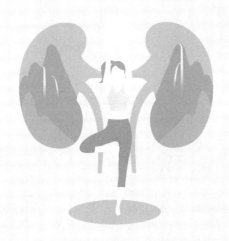

江苏凤凰科学技术出版社

国家一级出版社　全国百佳图书出版单位

· 南京 ·

图书在版编目（CIP）数据

肾虚不是病 / 佟彤著. —南京：江苏凤凰科学技术出版社，2021.8

ISBN 978-7-5713-1985-4

Ⅰ.①肾… Ⅱ.①佟… Ⅲ.①补肾－基本知识 Ⅳ.①R256.5

中国版本图书馆CIP数据核字（2021）第106112号

肾虚不是病

著　　　者	佟　彤	
责 任 编 辑	李莹肖　钱新艳	
营 销 编 辑	许露露　朱哲彬	
责 任 校 对	仲　敏	
责 任 监 制	刘文洋	

出 版 发 行	江苏凤凰科学技术出版社
出版社地址	南京市湖南路1号A楼，邮编：210009
出版社网址	http://www.psperss.cn
印　　　刷	南京海兴印务有限公司

开　　　本	718 mm×1000 mm 1/16
印　　　张	15.5
字　　　数	150 000
版　　　次	2021年8月第1版
印　　　次	2021年8月第1次印刷

标 准 书 号	ISBN 978-7-5713-1985-4
定　　　价	49.80元

图书如有印装质量问题，可随时向我社出版社调换。

序 言

"肾虚"不是病，是你过度使用了身体

我之所以写《肾虚不是病》这本书，是因为看过太多的人，因为不理解中医，在道听途说中，或者把"肾虚"等同于性功能障碍，或者以为自己的肾脏出了毛病，为了治疗这些"自以为是"的肾虚而一掷千金，甚至为庸医所骗。

我想告诉你们，肾虚是中医中的一个重要概念，但是中医所说的"肾"，与西医口中那个长在腰部、负责泌尿的肾脏，绝对不能画等号！肾虚更不只是与生殖功能有关。

中医所说的五脏不是长在肚子里的，不是我们通过B超、磁共振可以看到的实质性器官，**中医说的五脏是五个系统功能和能量的总称。**其中，

肾相当于身体这棵大树的树根，而心、肝、脾、肺四个脏腑，就好比树叶和树枝。

往严重了说，肾虚就是大树伤了根；而往轻了说，心脏病、肝炎、糖尿病、关节损伤，甚至是皮肤的光老化，这些就相当于树叶、树枝发黄枯萎了，它们发展到后来，一般都会伤及树根，这就是中医说的"久病及肾"。在慢性病增多、人的寿命不断延长的现在，肾虚的情况只会越来越常见。

人们之所以把肾虚与性功能低下画等号，是因为一旦自身健康出了问题，生命就会自动断掉生殖能力以保住自身，从女性的月经到男性的性功能，这些不会影响生命生存的"枝叶"，会赶在身体其他部位出现问题之前先出问题，先被身体舍掉。因此，人们才错误地将性功能障碍等同于中医所说的肾虚了。

其实，只要患有慢性病或者慢性损伤的人，肾虚就是一个躲不过去的结局。即便没有慢性病，随着年龄的自然增长，我们也会肾虚。因为在疾病的慢性存在及自然的增龄过程中，我们身体的各个部位都在被不断使用甚至过度使用中，衰老就是过度使用的结果，这时候难免就要肾虚了。

因此，肾虚既可能发生在生命的最后阶段，正如《黄帝内经》所讲，女子49岁、男子56岁的"肾藏衰"；也可以发生在身体的局部，比如久治不愈的慢性胃炎、肠炎，比如天天跑步、爬山导致的关节损伤。这些不断修复的老病、旧伤部位，一般都特别怕冷，因为被过度使用导致肾虚了，怕冷就是肾虚的典型表现。

所以，肾虚不是一种具体的病，而是一段生命的过程，也可以叫作"身体过度使用综合征"。

从这个角度来说，补肾的意义就很重大了：**往小了说，是逆转慢性炎症、慢性损伤以及由此带来的局部早衰；往大了说，就是在向死而生的生命旅途中，帮你放慢脚步。**

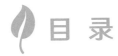

目 录

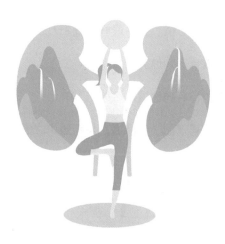

CHAPTER 1

中医说你肾虚时，

你到底哪里虚了

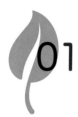 # 01 "虚"是进化到人类才有的大智慧

中医所说的"虚"是什么

"虚"这个概念，我们在生活中常听人提起。体虚的人往往身体不太好，他们可能未必有确诊的疾病，但就是体质很差、精力不足。去看西医的话，医生多会让他们进行各种检查，如果检查结果显示指标没有问题，就算他们自己觉得累，别人看着他们的气色也不好甚至显老，西医也不会认为他们有病。但中医会，这个时候，他们可能就会被中医辨证为不同的虚了。

在中医眼中，疲劳症状明显的，一般就是气虚；身体干瘦、容易上火的，一般是阴虚；面色无华甚至萎黄的，多是血虚；特别怕冷的，多是阳虚。具体来说，还有脾气虚、肾阳虚等，这些都是根据虚证发生脏腑的不同而细分为更加具体的虚。

"虚"这个概念是中医独有的。西医只区分疾病状态和健康状态，其实"亚健康"原本也不是西医的概念，而是民间约定俗成的说法。简单来讲，在西医眼里，只有"有病"和"没病"两个群体，非白即黑，没有

"亚"的、"虚"的这类中间状态。

西医更侧重于治病：肿瘤切除了，骨头接上了，白细胞数量正常了，就意味着病治好了，甚至是没病了。至于这之后患者出现的身体不适，时常让西医爱莫能助。而一些没有明确疾病，就是觉得累，却查不出病因的人，更让西医为难，因为他们没病，自然也就没有对应的药物或手术。

但是检查不出并不意味着身体就好，在没病和健康之间，至少间隔着一个人们熟悉的亚健康状态，中医所说的虚就是亚健康的一种，而人类恰恰是靠着这个虚的状态，延长着寿命。

所以，虚不是病，而是生物进化到人类这种高级状态时特有的一个阶段，甚至是高级动物才有的一种生命智慧。

"虚"是人类独有的节能方式

我们看《动物世界》之类的纪录片，经常看到一些鱼群巡游到某个海湾，然后产卵、死去；而猫、狗、兔子之类，在死前不久可能才刚刚产了仔。我们也知道，竹子会在开花之后死去……动物的产卵、植物的开花相当于人类的生育，很多低等动物、植物临死前还可以生育，它们的死亡时间和生殖年龄之间距离很短，几乎是生育完成后，生命就戛然而止了，这么短的间隔，自然没给它们留出虚的机会。

人类就不同了。

女性的生育功能一般在50岁前后丧失，在这之后，人类大多还可以再活上三四十年，生育机能完结的时间与寿命的终点之间，有几十年的距离。这几十年靠什么活下来？很简单，就是通过"虚"的方式。

"虚"就是人体机能和能量的降低、不足，"虚"就是一种"省电节能"的方式，人类就是通过"虚"这种细水长流的节能方式，延续着生命。

从这个角度来说，虽然"虚"会让人们觉得不舒服，有的人甚至苦不堪言，但它保证了我们能"赖活着"，而且随着进化历程的推进，随着科学技术的发展，"虚"的阶段还会延长，人会越来越虚。

换句话说，每个人都是要虚的，而且必然会虚，我们所能做的，就是在虚的必经过程中，第一，减少人为致虚，第二，改善自然所致之虚。

虚的不同层次

与西医重在治病不同，中医重在治人，中医是"以人为本"而不是

"以病为本"，所以才有了"虚"这个对人而不是对病的概念。

中医的"虚"是一个总概念，根据虚损的不同还要细化，这个细化是纵横交错的。按脏腑分，是肺气虚、脾气虚、心气虚、肾气虚；按虚的性质分，是气虚、阴虚、血虚、阳虚。这些不同虚的概念之间，是可以间杂的，可以是"气阴两虚"，可以是"脾肾两虚"，它们之间不是简单的平行关系，在平行的同时还有递进关系，从纵横两个方向互相影响着。

简单来说，肺、心的虚比肾虚的层次要浅，气虚比阳虚的程度要浅。在所有虚损中，肾的虚损程度是最深的，而肾虚又分为肾气虚、肾阴虚、肾阳虚。

肾气虚影响的是中医肾所主的功能，所谓"肾司二便"，大小便控制不住就是肾气虚的表现；肾阴虚影响的是身体的结构，所谓"肾藏精"，比如阴虚的人身材都偏瘦，舌头也是干瘦的，精子、月经等生殖所需的物质基础不牢固；肾阳虚影响的就是能量的产生，所谓"肾主温煦"，比如肾阳虚的人会怕冷，可能是全身怕冷，也可能是局部怕冷。肾阴、肾阳之虚，统称为"肾虚"。

每个人都可能有局部肾虚

人们之所以对肾虚这个概念很忌讳，甚至害怕，是因为中医讲"肾是先天之本"，除了意味着这是与生俱来的，后天很难迅速改变，还意味着如果肾出现损伤，伤的是身体的根，这种伤害比伤及树枝、树叶要大得多。树根是藏在地下的，相当于先天，树根长出来的树木，才是这个"先天之本"上的后天之身。

中医所说的肾虚并不一定指的是全身的状况，每个人都可能有局部肾虚。这个局部之虚并不影响我们仍旧是一个整体健康的人，就好比我们可以有一个"70岁的膝盖"，但年龄以及身体上仍旧是个"30岁的人"。每个人都有不同的薄弱环节与健康共存，只不过各自的薄弱环节不同，或者是疾病或者是损伤，这些病损部位一定是率先于全身而发生"肾虚"的。

了解了这些，我们就知道：**其一，"虚"是人类必经之路，也许未来随着寿命的延长，虚的时间也会延长，这不是坏事。其二，"虚"是分不同方面和不同程度的，其中肾虚是"虚"的最深层次。**但好在一个局部肾虚的人，照样可以有健硕的整体，肾虚可能在每个人身上发生，但对整体健康来说，又瑕不掩瑜。

02 人总是要虚的，为什么更容易肾虚

我前面说了，从进化的角度来看，"虚"是人类的共同命运和结局。而从种族的角度来看，**中国人的体质更容易虚，这个虚分为两种，一种是脾虚，一种是肾虚。**

十几年前我写过一本书叫《脾虚的女人老得快》，到现在已经再版六七次了，而且一直是畅销书，因为去看中医的人中，至少有一半曾经被诊断为"脾虚"，甚至一直就是脾虚状态。与脾虚类似，肾虚的发生率也是很高的，这和中国人的身体结构有一定关系。

一项最新的研究表明：东亚人群在自然演化中基因突变，更偏向于使脑部变得更大，而在欧洲或者非洲并未发现这一现象。这一研究结果解决了一个困扰科学家们数十年的争议性问题：为什么亚洲人的大脑比欧洲人和非洲人的更大？

30多年前，美国科学家进行了一场全球范围的针对人类脑容量的研究，他们通过对全球2万具现代人头骨进行比较发现：东亚人的颅腔平均容积为1 415立方厘米，而欧洲人为1 362立方厘米，非洲人为1 268立方厘米。随后的一系列研究也证实了这一结果，在几年前的一个磁共振成像的研究中，科学家们发现：东亚人的颅顶更高，这让他们的头部能够容纳体积更大的大脑。

中国人属于东亚人，这个结果也就意味着，中国人的脑容量超过欧美人和非洲人。虽然目前科学家尚且不能完全证实脑容量和智力的关系，但是脑容量的多少对身体的影响却是早就确定了的。

大脑是人类全身能量消耗最大的器官，虽然大脑只占全身体重的2%，但它的能耗却占全身能耗的25%。作为人类的近亲，猩猩已经很聪明了，但它的脑能耗却只占全身能耗的8%。可见，人类平日里波澜不惊的思考过程，可以耗掉全身四分之一的能量，更何况现在我们做事情经常需要绞尽脑汁、想破脑袋。

人活着就是一个能量体，活人与死人的区别不是结构的差异，因为即便是死人，身体结构也是完整的，五脏四肢也都齐全。活人与死人的差别在于能量的有无：死人是没有能量产出的，所以才会冰冷，而人由生向死的衰老过程中，也是能量逐渐减少、衰弱的过程。人上了年龄都会怕冷，就是能量产出减少了。也就是说，能量是人能否生存、能否健康的关键，而这个能量是守恒的，全身的能量是有定数的。

简单来说，大脑和身体要分享全身守恒的能量，大脑的脑容量多，显然是便于思考的，但能量消耗也大，这就会剥夺本该属于身体的那份能量供应，也许就是这个原因，脑容量偏高的中国人，才有了不甚发达的肌肉，那些"手无缚鸡之力"的书生才有了借脑力生存的空间。这也就是中国人脾虚体质偏多的原因之一。

既然中华民族是智慧的民族，用脑是长项，更擅长借助脑力而不是体力，这就更增加了大脑的能量消耗，从这个意义上说，中国人也更容易出现肾虚问题。

中医认为肾是"生髓"的，这个"髓"就是脑髓，因此中医体系中的肾和大脑关系密切，直接受用脑程度的影响，反过来也影响用脑程度。大脑的运行过程对身体形成的慢性耗损，更容易导致肾虚，中医中的肾所主的部位，就成了薄弱环节，比如白发早生、腰腿酸软、容易失眠等。而这些恰恰在高度用脑的人群中高发，这些也是本书后面要详细讲的。

同时又因为这种虚，延长了我们的寿命，让我们都能靠"赖活着"而多活很多年。了解这一切之后，我们也就明白，正确地健脾补肾，会在保证一定寿命的前提下，提高我们生命的质量。

 **03 伤肾就是伤命根，这不是在吓唬你**

肾虚可不等于肾脏有病

肾虚是大家已经很熟悉的一个概念，也是常常引起误会的一个概念，人们总是把肾虚等同于性功能障碍，觉得是难以启齿的隐私问题；或者觉得是自己的"肾脏有病了"，担心肾脏不能排毒了会要命……总之觉得问题很严重，自己的身体在全面崩溃。

其实，这是因为你对中医理论体系中"肾"的概念不甚了解，因此误会了中医诊断在先，错用了补肾之药在后。

肾虚是中医的概念，中医的"肾"与西医的"肾脏"不能画等号，肾虚也不等同于性功能减退，简单来说，中医所说的肾虚是人体过度使用的结果，并不是一种疾病。

因为中医理论体系中的五脏不仅仅是指长在肚子里的实质性器官，而是五个系统的功能和能量的总称，所以无论中医说你是肾虚还是脾虚，都不是说你的单一器官生病了，而是指人体不同层次的机能和能量产出出了问题。

中医说的肾到底是什么

形象一点说，中医所说的肾是生命的根基，相当于人体这棵大树的树根，脾、肺、肝、心都是这个树根上长出的树叶、树枝。肾虚之所以被中医重视，因为它意味着大树伤根了，这就是中医讲的"久病及肾"：所有的疾病，无论最初发生在哪里，只要迁延时间久了，使用过度了，后期都会伤到肾。中医辨证时都会给出"肾虚"的诊断，就像树枝、树叶被虫子吃了或者被折断了，受伤严重，最终会影响到树根，影响到整棵大树的生命一样。

所以，无论是心脏病，还是肝炎、糖尿病，在后期的治疗和调养中，中医是一定要补肾的，因为长期的疾病就是对某个器官组织的过度使用，就会动摇树根，动摇地基。从这个角度上说，**肾虚在一定程度上也是疾病发展程度的表述，是比心气虚、肺气虚、脾气虚要严重的一种身体状态。**

肾虚不是病，是身体的过度使用

人到老年，肯定要肾虚的，就像大树树龄太长了，树根就不稳定了，过去可以经受得住风吹雨打，这个时候就要经受不起了，如果不加干预和扶助，大树可能就老死了，所以，对于老年人来说，肾虚是一种自然的衰老状态，也不能算病，虽然他们已经需要补肾了。

但如果是年轻人，情况就不同了。即便中医说你"肾虚"了，也并不意味着你全身都开始衰老，都出了问题：比如一个膝关节受过伤的人，关节遇到雨天冷天就会疼，这就是膝关节"肾虚"了，因为受伤就是一种过度使用，身体会对它修复，频繁修复就会导致能量供不应求，这里就会发凉怕冷，这就是肾虚的典型表现。但这个人可能还很年轻，甚至还是个成绩不错的运动员，只是他的膝关节因为使用过度已经提前衰老罢了，就是我们常说的"30岁的人，70岁的膝关节"，所以运动员的身体素质很好，但可以有局部的肾虚，而且这个局部肾虚的发生率远远超过普通人。

再举一个例子：大家都知道，食管癌的发生与经常吃烫的、辣的、刺激性食物有关，这些刺激性食物损伤了食管黏膜，食管癌患者食管的使用强度比温柔进食者要大得多，癌症就是在这个基础上产生的。因为癌症就是细胞在不断修复过程中出错的结果，过度使用就要过度修复，这就增加了出错的机会，所以癌症其实也是肾虚的结果之一。就是因为这个原因，多年前河南林县（今林州市）的食管癌高发时，国家组织中医力量攻坚，所选药物就是经典的补肾药。用它来逆转癌症，就是通过补肾保证细胞修复有足够的能量，使细胞不再长歪，不再变坏，癌症也就躲了过去。

至于肾虚和性功能障碍的关系，也是树根和树枝的关系，性功能只是大树树根上的一个树枝而已，树根出问题时，性功能这个树枝肯定也受影响。相反，如果性功能过度使用，就等于这根树枝被雨打风吹太过了，自然会殃及树根。所以，**肾虚的时候性功能难保正常，反过来，过度行使性功能，也一定会把肾这个人体的根基耗虚的。**

澄清肾虚的几个概念

我们提到肾虚，有几个概念必须要厘清：首先，肾虚是身体根基出了问题，根基出问题后影响的枝叶不同，表现的病状可能是方方面面的，可能是性功能障碍，也可能是肺心病，也可能是骨头出问题。

其二，身体的各个器官组织都是人体这棵大树的树枝树叶，它们如果长时间病弱，一定累及肾这个根子，都会肾虚。所以，除了身体"使用年份"确实很久的老年人之外，久病的人、有旧伤的人，都难逃肾虚，因为久病、旧伤也是一种过度使用，只不过造成的是局部肾虚。从这个角度上说，补肾药就是所有慢性病的保养药，甚至是抗衰老药，而不仅仅只能用于性功能。

04 肾阴虚、肾阳虚、肾气虚有什么区别

中医的肾虚，具体来说可分为肾气虚、肾阳虚、肾阴虚，这三种虚到底有什么区别？

肾气虚

按照中医的定义，"肾主纳气"。"气"的狭义含义是呼吸之气，肾有摄纳肺所吸入的清气、防止呼吸表浅的功能。肾气足，人的呼吸才能平稳和深沉，每次呼吸都能吸收足够的氧气。而很多患有慢性支气管炎、肺心病的人，呼吸是很浅的，而且是吸得少、呼得多，特别是晚期病人。这个时候，中医就会辨证为"肾不纳气"了，就是说肾这个树根不能给肺这个树叶托底了，这也就是西医概念中的"呼吸衰竭"。

肾气不仅能帮助肺固摄呼吸之气，还有助于固摄水，正所谓"肾主水"。因为水和氧气是维持生命最基础的物质，水和气也是生命最后的关口，都是由肾负责的。比如肝病或者心脏病患者，到了晚期，水肿就会很严重，老年人容易小便失禁，等等，这时候一定会被辨证为肾气虚。简单来说，肾气虚时，身体的各个关口都会因为功能降低而"失守"——呼吸短浅，是气的最后关口"失守"；严重的水肿或者尿失禁，是水的最后关口"失守"。

肾阳虚

肾阳虚是在肾气虚基础上的升级。因为身体的功能最后都是要产生能量的，以此维持体温的恒定。功能不足，能量就少，人就开始怕冷，而且这种冷特别容易出现在下半身或者后背，这就是肾阳虚的表现。

因为阳气具有温养的作用，阳虚的时候自然怕冷。之所以集中在后背和下肢，从西医角度讲，这里与心脏离得远，心脏泵血无力时，血液不能及时推到这里，人就会感到冷。而心脏无力严重时，就不仅是心气虚了，一定会殃及肾这个五脏六腑的根基，而后背是阳经汇集的地方，必须有充足的阳气才能保证这里不冷，当身体虚到肾阳虚这个程度时，阳经的总体能量都不足了，所以它们的汇集之处就会很冷。

有的人头部特别怕冷，那就更是肾阳虚了。因为中医说"头为诸阳之会"，是气血汇集、阳经交汇的地方。按理说，头是最不怕冷的地方，中医强调冬天出门的时候，脖子必须要保暖，因为脖子后面有三个受风大穴，分别是风池、风门、风府，而头部不用，头部的阳气最充足。所以天热的时候，我们经常能看见欢蹦乱跳的小男孩头顶上，都冒着蒸蒸热气，就是因为气血在这里集中。

如果这个人连气血最足的头部都怕冷，或者遇到冷就疼痛，那就说明他的虚已经到了"久病、重病及肾"的程度，肯定是肾阳虚无疑了。

从这里我们可以看出，肾气和肾阳是同一个方向上的，它们可以同时出现，也可以分别存在。

肾阴虚

肾阴虚则与肾气、肾阳似乎方向是相反的：阴虚是体液阴精少的意思，所以肾阴虚的人会怕热，但这个怕热并不是真的阳亢，而是体液阴精少了，本身并不多的阳气显得多而已。

阴与阳分别代表着物质基础和生理功能。打个比喻，人活着就像一根燃烧的蜡烛，蜡烛上的火苗就是肾阳、肾气，下面的蜡烛就是肾阴。所以，肾阴是肾阳的基础，肾阴虚就是身体这幢大楼的物质结构不足了，生命蜡烛的体量变小了，所以，肾阴虚的人一般都偏瘦，因为肌肉脂肪就是物质基础，属于中医说的阴。

人生病，一般先是功能失调，比如火苗烧得太旺，就会更快消耗蜡烛，蜡烛就变小变细了，这就从肾阳虚变为肾阴虚，阳损及阴了。能影响到物质结构，也就是蜡烛体量的，一般都是比较严重的、比较长时间的耗竭，比如糖尿病、甲亢、肺结核、癌症这些消耗性疾病，到了晚期，人多是偏瘦的，多多少少会出现肾阴虚的表现。

既然肾阴是肾阳的基础，它们就有互相影响的特点，而不是像很多人理解的阴和阳是对立的，所以，补肾阳往往都是在补肾阴的基础上完成的，最具代表性的就是补肾阳的经典方金匮肾气丸。它其实是在补肾阴经典方六味地黄丸的基础上，加了补肾阳的肉桂和附子，相当于在给蜡烛加量的基础上挑亮火苗，这样才是万全之策。

相反，如果单纯地补肾阳，就要冒着竭泽而渔的风险。比如历史上的"春药"其实并不神秘，就是单纯的而且力量很大的补肾阳药，通过过高的代谢使火苗虚旺，短时间内烧完本该使用更长时间的蜡烛，人因此早夭或者短寿。就是因为这个原因，中医在涉及阴阳的养生主旨中，有一句话叫"奉阴者寿"，意思是，只有把人体之阴（也就是肾阴）保护供奉得很好，才能长寿。这句话很清晰地点明了阴和阳的关系，阴和阳绝对不是独立的，它们是互相依存、互为因果的。

比如得了肩周炎、肩膀冷痛的人，吃补肾阴的六味地黄丸就能改善，你可能会奇怪：六味地黄丸是补阴的，而怕冷是肾阳虚的表现，不是应该吃补肾阳的药物吗？的确，补肾阴的六味地黄丸，里面是三种补药、三种泻药，整体药性是平和的，它之所以有效，是因为它通过给蜡烛增量来使火苗变茁壮，是间接地使火苗变旺，客观效果上仍旧是在助阳。

 **05 肾虚 = 性功能障碍，这个误会是怎么产生的**

人们对"肾虚"的最大误会，是把它等同于性功能障碍。连带着一些补肾药，也被认定为类似"伟哥"的壮阳药，甚至成为人们开玩笑的谈资。

肾虚与性功能障碍的因果关系

前面我说了，肾虚是人体这棵大树的树根不稳了，而性功能只是这棵大树上的一个树枝，所以性功能低下时，如果去看中医，可能会被辨证为"肾虚"。假如除了性功能出现障碍，还有怕冷、腰膝酸软等症状，更会如此。但是，反过来却不完全成立：**一个肾虚的人，性功能可能是正常的，发生障碍的可能是另一个器官或系统。**

比如一个人的膝关节曾受过伤，每到阴雨天就难受，特别怕受凉，这也是肾虚。服用一些补肾的药物，比如六味地黄丸，膝关节就会轻松许多。而如果一个人是单纯的膝关节受伤，则未必会影响到他的性功能。

这个误会是怎么产生的

这个误会之所以会产生，正是因为肾虚的时候，确实是性功能最容易出问题的时候，因为我们的自身健康是"青山"，生殖机能就是"青山"上的柴草。

任何物种毕生其实只有两个目标，它们所有的生理机能、结构特征都是围绕这两个目标进化的——一个是自己活着，一个是让后代活着，这样才能保证一个物种的延续。孟子说："食色性也。"这个总结是非常高妙的，虽然孟子不是生物学家也不是医生，但这句话是对以上两个生物本性和目标的最精炼的总结。

我们要想活下去，就必须有足够的能量，所以每天都要吃饭，就是要借此获得能量。而蛋白质、脂肪、碳水化合物这三种营养物质，最重要的职责就是给身体提供能量，这远比具体的营养元素补给更重要，所以被排在更前面。

身体能量不足时就要舍弃一些东西

但我们摄入的能量转化是有限的，转化能量的能力也不是无穷的，所以，生命始终处于"舍车保帅"的抉择中，一旦遇到能量不足的情况，随时会舍掉次要职责，保住重点职责。

比如，营养不良、气血不足的时候，人的面色、头发会先变差；发生重大疾病前，人的气色会先显得不好。这是因为头发和皮肤相对于五脏来说是次要的，就算头发脱落，就算皮肤变黄，只会影响美观，并不会危及生命，这时候人体可以断掉它们的营养供给，转而将节约下来的气血，保证送给生命攸关的部位，比如心、肝、肾等器官。

我们咽部的腺样体、结肠上的阑尾，在出生前后就开始或者已经萎缩，就是因为它们已经没有使用价值了，没有功能可以发挥，身体为了节能，会让这些次要部位自动萎缩。

再比如女人到了更年期，完成了生殖任务，月经就会停止，卵巢、子宫、乳腺就会慢慢萎缩，这些都是身体为了活下去而采取的节能行为。

至于繁殖，则是物种自己的生存得到保证之后才开始行使的第一要务，也是大自然赋予每个物种的本能和责任。无论是花朵鲜艳以便招蜂引蝶，还是"女为悦己者容"，其实都是服务于生殖这个终极目的的。因为生殖对物种来说实在是太重要了，所以性冲动以及被人类赋予了浪漫色彩的爱情，都是按捺不住的，远远超过其他欲望。

但是即便为了保证繁殖，而将性进化成了本能的冲动；即便爱情是人类永久的话题，繁殖仍旧要让位于自身的生存。人先得自己活着，才能有后代，这就是所谓"留得青山在，才能有柴烧"。当青山和柴草都面临危难时，保住青山自己是生命更强烈的本能，生殖机能以及和生殖相关的其他机能，就是在此时被忽略或者被舍弃掉的。

生殖必然让位于生存

研究显示，当女性体内的脂肪总量少于体重的10%时，月经就要停止。我印象很深的是，当年王军霞万米长跑夺冠后，我见过她一次，当时她因为训练特别苦，没有了月经，我看到她时估计就是在这个极端状态下，脂肪很少，看起来精瘦精瘦的。退役后，她整个人变得圆润了许多，而且还生了两个孩子。因为退役之后，运动量减少，脂肪增多，月经也就恢复了。

脂肪是身体能量的保证，少于10%就意味着能量可能断供，为了能活下去，身体马上"精兵简政"，脸面、头发都顾不上了，接下来"裁员"的就是生殖机能。女性是通过停止月经的方式节能，停掉生殖的机能。

男性也一样。男性的精子是从睾丸中产生的，一旦身体受伤或者生病很重的时候，睾丸的生精功能马上停止，只有待身体有所恢复，睾丸才会再次产生精子，这一点早就被中医意识到了。

一个中医肿瘤方面的专家说过，他曾经手几个奇怪病例，病人都是男性，原本都是住院治疗，通过中药调理维持得很好。临近春节，病人被允许回家过年，正月十五过后病人回到医院，医生却发现：他们的病情反复了，加重了。

医生一开始觉得很奇怪，药还在照常吃，出院病情已经稳定了，又没有感冒、发热之类的"插曲"，怎么好端端地就加重了？再细问，才意识到，这些病人回家后有了性生活，健康人完全可以应付的性生活，却抢走了这些病人刚刚补足的气血，他们自身的气血因为生殖的"分流"而变弱了。这就是中医养生治病过程中，一定要有"节欲"这一条的原因，因为任何欲念都是要消耗能量的，而生殖的欲念又是最强的，也是能量消耗最多的。

很多历史传说、八卦轶事中，常有"风流死"的故事，其中确有夸张之处，但也有合乎医理之处，这些无非是用生殖来抢自身的生命资源，为了"柴草"忽略了"青山"。之前常有人开玩笑说"精尽人亡"，是有一定道理的，这就是"生殖之精"掠夺"生命之精"的结果。

这些都表明，生殖虽然是物种繁衍的大计，但也必须让位于自身的生存，一旦生存出现危机，生殖机能首先会被忽略。在身体为了节能而断掉的次要功能名单中，生殖机能是排在前面的，所以肾虚虽然不等同于性功能低下，但肾虚的时候，第一个发生低下的可能就是生殖系统、性功能。就像皮肤和头发没有心、肝、肺重要一样，生殖机能中的精子生成和月经有无即便出了问题，也不影响自身的基础生存，所以肾虚时，男人的性功能、女人的月经会最先出问题。

06 人们为什么容易误会中医

中医和西医的对立是如何产生的

"肾虚""脾虚"这类中医概念，曾经遭到很多人的误解，比如一个因病切除了肾脏的人去看中医，可能被诊断为"肾阴虚"或者"肾气不足"，需要补肾。这时候就有人质疑了：肾脏都没有了还补肾，往哪里补呀？

提出这个质疑的往往是西医，或者只理解和接受西医的人，他们的误会就发生在把中医的五脏等同于我们身体里的五脏了，这就是对中医以及中医"肾虚"概念的误会之根源。

中医和西医是完全不同的两个医学体系。西医学是在科学背景下发展起来的，科学的特点就是从外部观察事物，西医也是同样的路径从外部来观察生命，通过解剖学了解身体的结构以及结构变化带来的问题，而且随着科学的发展，西医对结构的了解越来越细微，已经到了基因、纳米的水平，他们如此强调结构，自然会用同样的观念去看中医，误会就由此产生了。

中医和西医的区别

中医不是在科学背景下产生的，它早在有了人类之后就有了，医学的历史都是与人类历史相伴而存在的。医学的历史远比科学的历史要长，只不过最初的医学，是按照当时的人力所及、知识水平去认识疾病，应对疾病的。在这个认知中，对身体的感觉就是最早医学产生的基础，而身体能感觉到的绝对不是结构，因为再感觉也感觉不到心脏的"二尖瓣狭窄"，身体能感觉到的是能量和功能的变化。"二尖瓣狭窄"导致心脏泵血无力而产生的心慌、疲劳，这是可以感觉到的，还有就是因为结构有问题，血液不能有力地输送到四肢末端，能量不足从而发凉怕冷，这也是可以感觉到的。

西医侧重结构，而中医侧重功能和能量。活人和死人的区别其实不是结构的区别，而是功能和能量的有无。健康人和病人的区别，年轻人和老年人的区别，就是功能的强弱和能量产出的多少。机能弱，能量产出就少，人就容易累，容易冷，这是病人、老年人常见的病状。

为什么中医没有解剖学

北京中医药大学的刘天君教授曾经写过一篇很有价值的文章，对帮助大家了解中医、接受中医的理论立足点很有帮助：

近一个世纪以来，从宇宙"大爆炸理论"到"弦理论"，大大丰富了人类对事物终极存在的认识，"大爆炸理论"认为，宇宙是由一个致密炽热的奇点在一次大爆炸后膨胀形成的。在大爆炸之初的极短时间里，物质只能以中子、质子、电子、光子和中微子等基本粒子形态存在。而"弦理论"认为，这些基本粒子的构成并不是点状粒子，而是一小段"能量弦线"。这两个科学假说提示人们：宇宙万事万物之最初，是以能量形式存在的，如果能用事物以能量形式存在的眼光来看待中医、理解中医理论体系的学术内容，就比较容易了。

他解释说："中医的'气'可以看作是生命的能量形式。"中医认为，宇宙万事万物聚而成形，散而为气。聚则"形而下"，散则"形而上"，两者互相转化，这与现代物理学的物质与能量相互转化多么相似！中医治疗旨在调理人体的气化运行系统，不是从"形而下"，而是从"形而上"入手的。所谓阴平阳秘、阴阳平衡，是气化运行的平衡，也就是生命能量形式的平衡。

　　就是因为这个原因，中医才没有深究人体结构，也因此没有诞生人体解剖学，但事实上，对于人体的结构，《黄帝内经》中已经有了这样的文字：

　　黄帝问于伯高曰：余愿闻六府传谷者，肠胃之小大长短，受谷之多少奈何？伯高曰：请尽言之。谷所从出入浅深远近长短之度：唇至齿长九分，口广二寸半。齿以后至会厌，深三寸半，大容五合。舌重十两，长七寸，广二寸半……

　　再仔细看看《黄帝内经》所载十二经脉的循行路线，如果没有足够详尽的解剖学知识，根本就无法描述出这样细致的路线。

　　所以，中医并不是因为当时的文化背景很封建而没有产生解剖学。西方解剖学的开拓者当年是冒着被传统否定的风险，但他们必须这样做，因为结构是西医的理论基础，没有解剖就无法理解生命。之所以人体解剖没入中医的法眼，是因为中医重视的是机能和能量，对固定的甚至是僵化的结构不太关心，所以解剖学是中医刻意忽略的，而不是无奈之下才忽略过去的，不是不能，而是不为。

结构是可以分开的，心和肝就算有连接，也要各司其职，特别是当把它们分别视为独立器官时，西医更重视这种各司其职。但机能和能量的产生是诸多器官协作的结果，中医更重视这个协作的结果，而不是它们的各司其职。所以，中医更重视整体，中医治病养生的"整体观"，就是它的理论特色和高明之处，如今也为西医学注意到并采纳。

中医的五脏不同于西医的五脏

了解了这些，我们也就明白：中医的五脏不同于西医的五脏，不是我们通过B超、X射线看到的一个个独立的实体器官。中医理论体系中的五脏，不仅不是结构性的，而且不是单一的，甚至是没有明确定位的。五脏，其实是中医对机能系统、能量系统不同层次的命名。可以说，中医认知中的每个脏腑，都是一个系统功能的总称，每个脏腑主管着一个系统功能，而且这些系统功能之间还有密切的联系，是相互影响的。

所以，如果一个人遭遇车祸伤了脾，甚至是被切除了脾后去看中医，也未必就是脾虚，因为西医中脾脏的主要功能是储藏血液和免疫，基本上不参与消化。而中医所说的脾是主运化的，不只是气血的运化，还包括食物的运化，也就是消化系统。因此，被中医诊断为"脾虚"的人大多有消化不好的问题，但脾脏被切除的人未必。如果没影响到他的胃肠道，中医切脉看舌苔之后，就不会说他"脾虚"，即便他已经没有了脾脏。

切除肾脏的人不少，因为肾脏的代偿功能很强，切除一个肾之后，就算另一个肾也有部分功能损伤，通过代偿机能，这个人依然可以很好地活着，去看中医的话，很可能也不会被诊断为"肾虚"。

中医看重的是机能以及机能产生的能量，切除一个器官或者一个器官受损之后，通过其他代偿，丢失的功能有可能被补回来。这就是中医看重的问题，也是中医要做的事。

比如一个贫血的人红细胞数量不足去看中医，医生会给他开补血药，这些补血药并不一定能增加红细胞的数量，服药一段时间后，这个人的红细胞数量可能依然偏低，但头晕眼花的症状却好转了很多。这是因为中医所开的补血药挖掘出了红细胞的潜能，让它们的功能超水平发挥，一个顶两个甚至三个地用，虽然结构没变，但功能最大化了。

反过来，一个不贫血的人照样可能面黄头晕，有中医说的"血虚"症状，但他们不是缺血，而是缺用血的能力，他们的红细胞一个不能顶一个用。在中医眼中，这些人的血是"死血"。"死"是缺乏活力的意思，活力就是中医说的"气"。

中医有气、血、津、液的概念，西医也有血、津、液的说法，西医唯一没有的就是"气"这个概念。中医所说的"气"类似于"功能"，也就是能量的产生基础，中医最重视的就是"气"，而西医比中医差的也是一口"气"。

现在人们普遍营养状态都很好，除非有特殊疾病，很少有贫血的，但为什么"血虚"的人没见减少，反而增加了？就是因为他们没有吸收营养、化生气血的能力，这种能力会随着经济发展带来的生活安逸程度而降低，这就是"气虚"，这一点，中医早就意识到了。

在中医辨证中，有一种特殊体质，称为"尊荣人"，具体的形容是"骨弱肌肤盛，重困疲劳汗出"。形容的是养尊处优的富贵人家的人，看起来胖，但是很虚弱，动不动就出汗。过去的"尊荣人"，一定出自营养状态最好的富贵人家，为什么还会虚？和现在的"血虚"的产生是一个道理：往小了说，是缺少运化营养的能力，气虚；往大了说，人不是容器，不是机器，不是把营养装进去、把血输进去，人的病就好了，就精神了，健康的价值在于能最大限度地使用这些营养，这就要靠"气"。

如果说哪句话最能帮助人们理解中医，不是"阴阳平衡"，不是"天人相应"，而是孔子说的**"君子不器"**。虽然这是个哲学概念，但纵观中医学的整个理论脉络，它其实一直在践行"君子不器"这句话。具体来讲，就是不拘泥于结构，而更重视功能和功能产生的能量，把人当成一个活的有机体。从这个意义上说，中医学更是人学，而且是活人学。西医所长在于治病，而且这个病以结构为基础。

充分了解了这一点，可能就不会再误会肾虚，不会把肾虚等同于肾脏功能衰竭、等同于性功能低下了。

07 人多大会开始肾虚

二十几岁就要开始抗衰老了

几年前，一位知名乐队主唱在久未露面后，突然出现在大众视野中，人们意外地发现，他手里端着一个保温杯，保温杯里泡着枸杞。于是大家开始感叹："连当时的热血青年，也已经到了需要养生的年龄，他们老了！看来岁月不会饶过任何人！"

从那之后，"保温杯里泡枸杞"就成了人老的标志，而拿保温杯的也大多是40岁以上的中年人。枸杞是补肾的，但事实上，如果这时候才开始泡枸杞，想要延缓衰老，几乎是杯水车薪，因为人的衰老早在二十几岁就开始了。

人一般要到25～30岁才达到成熟状态，所以有句话说："嘴上没毛，办事不牢。"嘴上有毛（胡子）一般都是近30岁，这时候人体最后一个部位也发育成熟了，这个部位就是占大脑半球表面的前三分之一的额叶。

法国科学家曾研究了从新生儿到91岁老年人的大脑切片，发现额叶的突触密度直到30岁左右才逐渐稳定。也就是说，我们的大脑发育可能到30岁左右才稳定下来。人群中70%的人都会在此时长出智齿，智齿既是成熟的标志，也是衰老的开始，所以，如果想通过枸杞抗衰老，应该从长智齿的时候就开始保温杯泡枸杞了。

少白头多半是因为过度用脑

有个现象可以支持这个理论，这就是越来越多的"少白头"。

头发早白，已经是现今社会的"工伤"了，只要有哪个产品号称能"乌发"，大家肯定趋之若鹜，倾囊购入。之所以白发出现得越来越早，就是因为我们年纪轻轻已经做了很多"伤肾"的事——**过度用脑**。

在所有"伤肾"的事情中，对大脑的过度使用是最重要的一个因素。有种补肾药的广告语是"感觉身体被掏空"，这是一个很准确的感觉表述，而最能掏空身体的不是身体的劳作，而是大脑的过用，因为大脑虽然只占全身体重的2%，但能耗却占全身能耗的25%。前面我已说过，中国人的脑容量又比欧美人要高，维持常规运行的能量，可能要超过其他种族，如果你每天冥思苦想、高度用脑，能耗可能还要更高，所以中医讲"思劳伤脾""心血暗耗"。

身材偏瘦很有可能就是"阴虚"

"思劳伤脾"指的是总是动脑的人，体力一般都偏弱，因为"脾主肌肉"，思劳的过程就是大脑高强度消耗能量的过程，会进一步掠夺原本属于肌肉的能量，肌肉无力时，中医说的"脾"就更虚了。

"心血暗耗"指的是出现了阴虚状态。过度用脑时，能量消耗过大，而中医说的"阴血"指的是身体的物质基础，就像燃烧的蜡烛一样，用脑过度、思维处于兴奋状态，火苗就烧得旺，就会加速蜡烛的消耗。所以用脑过度的人，或者情绪特别敏感、有点小事就会纠结的人，从体态上看多是偏瘦的，而且有点干瘦，而胖子多是心宽的，心宽才能体胖。

偏瘦的体态，就是身体的物质基础被消耗的结果，这在中医看来就是"阴虚"了。阴虚发展到严重时就是肾阴虚，林黛玉虽然得的是肺结核，最初是肺气虚、肺阴虚，但发展到最后，人变得干瘦，就是典型的肾阴虚了。除了常年体弱多病、久病及肾的原因，还因为林黛玉太敏感，想得太多，脑子太好用，这也加重了她"心血暗耗"的程度，加重了肾阴的损伤程度。

为什么有些人补肾效果不明显

很多人知道自己肾虚了，也一直在补，但效果不明显，为什么呢？除了用药不对、剂量不足、不能坚持之外，还有一点：只要人活在世上，每天都要面临新的"思劳伤脾"、新的"心血暗耗"，为了生存我们要应对压力、应对竞争，这些都要频繁用脑。"止损"是很难的，所以很容易导致补肾的速度跟不上消耗的速度。

中国人常说"仁者寿"，其中已经透露了肾虚对人类寿命的影响：能称为"仁"的人，一定是宽容豁达的，不会和别人较劲，也不和自己较劲，他们活得很松弛，心态很好，这就减少了大脑纠结时的能量消耗，自然也就躲过了"劳心劳神"导致的肾虚。"蜡烛"烧得很有节制，自然更容易长寿。

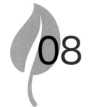 **08　他给孩子开了六味地黄丸**

宋代儿科名医的神奇处方

给孩子开六味地黄丸？

一听到这句话，估计很多人的第一反应都是医生不靠谱瞎开药，因为六味地黄丸是补肾的，给孩子吃补肾药不是促使孩子性早熟吗？这个医生一定是庸医！

事实上，第一个给孩子开六味地黄丸的医生，不仅不是庸医，还是名医，他就是宋代著名的儿科专家钱乙。我们现在成年人吃的六味地黄丸，当初就是他开给孩子的，而且是非常小的孩子，甚至是婴幼儿。因为这些孩子有个共同的问题，五迟五软——立迟、行迟、语迟、发迟、齿迟；头项软、口软、手软、足软、肌肉软，就是现在我们说的"出生发育迟缓"。

为什么给这样的孩子吃补肾的药？因为人刚出生的时候，像小苗一样，幼苗的根子都很浅，稍微有点儿风吹草动，树苗就会被刮倒。如果这棵树苗先天不足，根就更浅更细，连带着它的枝叶生长也会很慢，而且很稀少，换在人体上就是"五迟五软"。

对这种树苗的根本性帮扶，必须是针对树根施肥浇水，甚至要格外呵护，才能让它们尽快扎根，尽快把吸收的营养输送到枝叶上，它们才能像其他树苗一样茁壮起来。在中医看来，这种针对树根的辅助，就是补肾。

因为在中医眼里，肾就好比生命的树根、地基，既然是根基，就会在人生的两头出问题。一个是人出生之初，扎根不深，所以孩子的肾都是"虚"的。中医认为肾是"先天之本"，在某种程度上，质量是由基因决定或者是母亲的体质以及孕育环境决定的，如果基因或者孕育环境有问题，肾这个"先天之本"就会不足，孩子的肾虚就会表现得严重。具体来说，所有和生长发育有关的细节都容易出问题，"五迟五软"就是个极端典型。

还有的孩子并非先天发育不足，但是成熟得晚了一点儿，可能五六岁还在尿床，这也是典型的肾虚。治疗儿童尿床，就可能用到六味地黄丸或者五子衍宗丸，虽然从药品的说明书上看，这些都是给成年人的药，其实治疗机理是一样的。

孩子不爱吃饭也许就是肾虚了

我曾看过一个男孩，八岁，母亲带他来是为了治疗脾胃不和导致的不吃饭。我让他伸出舌头一看，整条舌头都是没有舌苔的，是典型的脾胃阴虚。再一细问才知道，孩子小时候得过急性白血病，通过药物控制两年来，病情都比较稳定，家长觉得孩子已经健康了，但他的舌头上没有舌苔，还是暴露了肾虚的问题。这是典型的肾阴虚。

因为白血病是骨髓的造血系统出了问题，而针对白血病的化疗，肯定会对骨髓有很大的损伤，加重了肾虚，所以这个孩子从出院起，医生就建议他吃六味地黄丸，只可惜孩子的妈妈觉得这是成年人治疗性功能的药物，一直没给他吃。可能就是没遵医嘱及时补足肾阴虚，才影响到胃阴这个树枝，孩子才会一点儿胃口都没有。

六味地黄丸老少咸宜

肾虚出现的另一个阶段，是生命就要终结的时候，就是人老了的时候。因为增龄和疾病的耗损，活了几十年的树根开始不稳、动摇了，这时候也是容易肾虚的。肾虚的各种表现开始出现时，一般就是生理机能的各种返祖和退化的开始——人又回到了孩子时的初始状态，甚至婴儿状态，而一旦成年人有了孩子（特别是婴儿的状态），一般都是病态，这一点我在后面会详细讲。

虽然人生的两头儿年龄相差很多，但如果去看中医，都需要补肾，从这个角度来说，六味地黄丸其实是老少咸宜的。

随着医学的发展，孕前检查、产前检查的日益普及，婴儿出生缺陷的发生率越来越低，给孩子量身定制的六味地黄丸就少了用武之地，转而为成年人所用。特别是随着人类寿命的延长，衰老的过程也延长了，肾虚的人更多，六味地黄丸更容易被人们当成专门给成年人补肾的中成药。

男人和孩子也可以吃阿胶

除了六味地黄丸，还有一种药给孩子用也会让人不解，那就是阿胶。阿胶也是入肾经的，而且是补阴养血的"圣药"，因为阿胶既往多用于妇科，所以很多男性不敢吃阿胶，孩子更不敢吃。

但是，宋代名医杨士瀛在他的《仁斋直指方》中，记录了一个病例："瞳人不正者，以阿胶倍人参煎服最良，阿胶育神，人参益气也。"

这个病例记录的是一个高烧后眼睛歪了的孩子，根据现代医学分析，他可能是高热惊厥导致的神经损伤，也可能是病毒感染了动眼神经引起的高烧，无论是哪种，都是神经中枢出了问题，才会导致眼睛歪斜。

伤及中枢神经，中医称之为"失神"，就是统领身体的"司令部"出了问题。现在说是疑难病或者绝症也不为过，而杨士瀛居然把孩子的眼睛正了过来，靠的是什么？不是人参，而是阿胶，因为阿胶能"育神"。

中医讲，"心神"要住在心血、心阴里，如此"阳入于阴"，人才有正常的情感、精神。如果心血不足，心阴不足，心神流离失所，轻者会出现心烦，重者会焦虑失眠甚至出现意识障碍，因为中医说的心神，主要涉及的是神经系统的调节功能。

人之所以为人，就是因为有人格，所谓"人格"，就包括中医所说的"神"。很多痴呆症患者可能身体没毛病，但大多有人格的缺陷，他们性情大变，好像换了一个人，甚至失去了人的尊严，这就是最严重的"失神"。对于人这种社会性的、有情感的高级动物来说，"失神"伤的是更深的生命之根。中医对此一般都会辨证为"肾虚"，就是大树的树根出了严重的问题，会用入肾经的阿胶给心神营造一个安居之所，这就是"育神"。

因为中医的肾有"主骨生髓"的作用，而且神经系统的根据地是脑，脑又为"髓之海"，失神的、神经系统调节出问题的人，往往是"脑髓空虚"了，大脑萎缩了。中医通过补肾填精，是为了收纳散乱的神，从西医角度讲，则是给神经细胞以最深层次的能量补充。

了解了这些，之前对六味地黄丸、阿胶这类补肾药的误会就澄清了：中医的补肾药不是性激素，补肾也不是补性功能的意思。中医的补肾，就是给身体的根基浇水施肥，只要你的病状是在根基上出了问题，补肾药都合适，无论男女，也无论是孩子还是成年人。

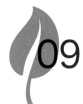

09 郎平的膝盖早就"肾虚"了

补肾药把肩膀疼治好了

我有个亲戚，是名长途汽车司机，他喜欢在开长途车的时候，开着窗，哼着歌，因为这样有风吹着，不容易犯困。有一年，他肩膀疼得严重，而且正是开车时把着方向盘的左肩。各种按摩热敷后，刚刚稍微好转了一些，很快又复发了，晚上睡觉时必须戴上护肩保暖，如果睡觉的屋子是阴面儿的，稍微冷一点儿，他就会疼得彻夜难眠。

他为此找到我，我让他吃六味地黄丸试试。他觉得很奇怪，我应该给他开跌打损伤的药才对呀，毕竟肩膀离腰远着呢（他一直以为中医所说的肾就是长在腰上的肾脏），六味地黄丸有用吗？

但他最终还是按照我的吩咐吃了一个星期的六味地黄丸，肩膀真的轻松多了，不间断吃了一个多月，晚上睡觉就不用再戴护肩了。很显然，补肾药把肩膀疼治好了。

可能很多人会问，不是说"腰为肾之府"吗？肩膀和肾有什么关系？

他每天开车的时候开着窗，冷风对肩膀就会造成损伤，左肩不仅受了风，还一直把握着方向盘，吃着劲儿，相比不开车的人，受寒加吃力对肩膀就是"过度使用"，肩关节早早就开始劳损。只要有劳损，身体就会本能开始修复，但他每天都得开车，意味着每天都在加重劳损，尽管每天也在修复，但修复所需的能量供不上了，于是就开始冷痛，连阴面房间与阳面房间的微小差别他都能感觉到。这时候，他的肩膀问题已经是局部肾虚的问题了。

六味地黄丸之所以管用，因为它是补肾的，这个补肾不是专门补肾脏，而是给修复的细胞增加能量，能量补足了，他才不会那么冷痛。这个病例应该是"中医的肾虚是不定位的"概念的具体体现。

中医治疗运动旧伤，补肾是关键

郎平打了一辈子排球，她做国家队教练的时候，已经浑身是伤，各种关节手术做过多次。她在接受采访时说，她的膝盖早就是70岁人的膝盖了。如果细问，郎平的膝盖一定也和这个司机一样，会冷痛，遇到刮风下雨的天气，早早就疼起来了，甚至比中央气象台还要准地预报变天。病理和这个司机一样：劳损导致修复，修复时能量供不应求，修复不能继续不说，还特别怕冷，会冷痛，这就是局部肾虚的表现。让刘翔终止运动生涯的足跟伤也是如此。

有句话说："30岁的人，50岁的心。"这完全是有可能的，而专业运动员难免有各种运动损伤，常常是30岁的人，50岁甚至70岁的关节。

所以，中医治疗运动损伤，人们熟悉的活血化瘀药只是一方面。应对急性损伤，比如突然扭伤或者骨折，局部发生红肿热痛，活血化瘀药是可以帮助消肿止疼的。但如果是慢性损伤，局部不再红肿，基本上已经康复了，但只要遇到冷天就难受，这时候活血化瘀就不是主要手段了，必须要同时补肾。

所谓能"壮骨"的中药，大多是入肾经的，比如杜仲、肉苁蓉、骨碎补等，它们有"引经药"的效果，就是带领能活血的药物，直指那些陈旧性损伤。因为陈旧损伤部位就是局部肾虚的部位，使用补肾药就是对准了大树受伤的树根，有针对性地"浇水施肥"。

身体过度使用有可能导致癌变

多年前，我接触过一个12岁的小姑娘，是个小明星，曾经和潘虹合作演过电影，长得很漂亮，却因为发现了骨肉瘤来北京做手术。但是瘤子发现得太晚了，截肢之后，孩子的命也没保住。

她的妈妈特别后悔，因为女儿很漂亮，本想往艺人的方向去培养，在很小的年纪就开始练芭蕾。孩子跳得不熟练，腿经常磕在排练场的铁杠子上，而且总是磕到同一个部位。由于那个部位总是受伤，常年颜色发黑，而骨肉瘤就是在这个部位发生的。

骨肉瘤是一种发生在骨头上的癌症，癌细胞不是外来的，而是我们身体内的正常细胞变坏了。什么时候会变坏？就是频繁损伤、频繁修复的时候。修复需要能量，能量不足除了导致受伤部位发冷、怕冷，细胞本身也会因为缺少能量而变形甚至变性，于是正常细胞就变成了癌细胞。很难说那个女孩子的骨肉瘤，不是之前频繁出现外伤的结果。

很多人的皮肤上有痣或者慢性损伤，皮肤科医生一定会嘱咐：不要总是抓挠、刺激。不仅是因为抓挠会加重感染，还因为频繁的刺激，可能使一个原本正常的组织因为过度修复而癌变。一些长在摩擦部位的痣或者赘生物，比如颈部、腰部的，医生都会建议早早切除，就是因为衣领和腰带频繁的摩擦会造成炎症，诱发过度修复而癌变。

中医所说的"肾虚"就是身体过度使用的意思，而过度使用是可能导致癌变的。从这个意义上说，**补肾其实还具备抗癌的作用。** 这个我们后面还会详细来讲。

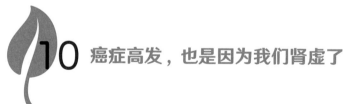

10 癌症高发，也是因为我们肾虚了

癌症高发的几个原因

癌症是现在的高发病，很多人的亲戚、朋友中都有患了癌症的。癌症

之所以如此高发，有几个原因：

第一个原因是人的平均寿命延长了。因为癌症是细胞老化的结果，需要有足够长的寿命做保证。世界上癌症高发的国家，往往是空气质量好、生活优越、人平均寿命长的国家，而相对贫瘠的非洲，癌症的发病率反而很低，原因很简单，很少有人能活到癌症发作的年龄。

另一个原因是科技的发展。科技发展除了带来各种工业污染，还增加了人类体温降低的机会，低体温是癌症高发的一个重要原因。

2020年初，美国斯坦福大学医学院的研究团队发布了一项研究成果，发现自19世纪以来，成年人的平均体温在持续下降，不到200年就下降了0.4摄氏度，从37摄氏度降到36.6摄氏度。

要知道，体温恒定是生物进化到人类之后才有的成果，人是恒温动物，这也是人类作为高级物种的高级所在，因为只有在恒定的体温下，才能保证体内各种生物酶的活性，而生物酶是各种生理机能运作的保证。所以，人一生只要活着，身体的各个器官无时无刻不在为保证体温恒定而拼命工作，所谓"人死如灯灭"一点儿也没错，生死之别其实也是体温之别。

免疫力会随着体温的下降而下降

人类随着年龄的增长，身体的各项功能会逐渐下降，维持体温的能力也会下降。衰老的第一个表现就是怕冷，也就是中医说的"肾虚"。这时候人的体温肯定会出现明显的降低，癌症也就是在这个时候开始高发。很多癌症，比如最常见的肺癌，之所以被称为"老年癌"，就是这个原因。

因为我们的免疫力是会随着体温的下降而下降的，体温每下降1摄氏度，免疫力就会下降30%，这也是为什么我们常把感冒叫作"着凉感冒"。着凉后，体温降低连带着免疫力降低就是诱因。很多人在冷风里站了一会儿，嘴就歪了，就是因为在低温状态下，人的免疫力下降了，原本和身体和平共处、长时间潜藏在神经节里从没犯上作乱的病毒，侵袭了神经，局部的神经损伤导致了嘴歪，西医称之为"面神经麻痹"。

中医之所以称癌症为"阴邪"，就是因为它往往在人体阳气变弱的时候出现，这个阳气就包括了免疫力。因为我们的免疫系统有"免疫监控"能力，会及时监控癌细胞，同时消灭癌细胞。免疫力下降时，免疫系统的监控能力也会下降，癌细胞不能及时被消灭，就蓄积成了癌症肿块。从单一的癌细胞变成成形的癌症肿块，一般需要几年甚至十几年的时间。在这个过程中，如果体温逐渐减低，免疫力时常不够用，癌症就有了生成的基础。

导致我们体温降低的两个原因

那么，是什么原因导致我们的体温降低了呢？要知道，除了年龄的增长，还有很多人年纪轻轻就已经体温很低了。

首先是药物：中药里的去火药，西药里的抗生素，也就是消炎药以及激素。

西医眼中的炎症类似中医眼中的"上火"，从字形上看，"炎"就是两个"火"。面对炎症，西医会使用消炎药，有时候还会配合使用激素，它们的过多使用与体温降低脱不了干系。

中国中医科学院药物研究所是获得"诺贝尔奖"的屠呦呦教授所在的单位，那里是中国中医药研究的"国家队"，那里的专家曾经用中医的寒、热、温、凉四大属性给西药分类，他们发现：**抗生素基本上都有中医寒凉药物的特点，性质多是偏寒的。**

以红霉素类为例，这是临床上很常用的消炎药。用过它的人都知道，它是伤胃的，吃了之后可能会胃疼，即便不是口服而是输液，药物没有直接经过胃黏膜，很多人也会感觉胃疼、胃凉、胃里难受，就是因为它类似中医的寒凉药物，有伤胃的不良反应。

除了需要用抗生素消炎的炎症，还有一类炎症不是因为感染，而是因为免疫调节失控导致的，这就是现在医生们仍旧感觉棘手的"免疫性疾病"，类风湿关节炎、硬皮病、红斑狼疮、干燥综合征等都属于这一类疾病。至少以现在的医学水平，激素仍旧是这类疾病的首选药物，还没有发现比激素更有效的药物。随着这类疾病的高发，激素的使用也在增加，激素和抗生素一样，本身就是寒凉的。

多年前，很多基层医院、小诊所，经常会使用激素来退烧，这是典型的"中国式"的激素滥用。因为用了激素之后的退烧效果非常快，甚至被病人称之为退烧"一针灵"，但这种"速效"的办法，是要付出看不见的代价的。

我们的生命离不开激素：与糖尿病、甲亢发生有关的胰岛素、甲状腺素都是激素；泼尼松、地塞米松等医院用来退烧的药物，也是激素，是我们日常所说的狭义的激素。

激素类药物是我们生活中不可缺少的，可以在严重感染和高热时救人一命，到目前为止，还没有发现可以替代它们的药物。人体自身分泌这种激素，也是为了不时之需。

但是，它的抗炎降温作用是通过降低机体对各种有害刺激的反应性来达到的，通俗一点说就是。激素既没有杀灭细菌的作用，也没有抑制细菌的作用，它的抗炎退烧的效果不是靠打击"外来侵略势力"取得的，而是"对内镇压反抗势力"，让机体的"免疫大军"乖乖地缴械投降，和外敌无力交战，就此偃旗息鼓，有点"粉饰太平"的意思。

这也就是滥用激素危害极大之处，因为在双方偃旗息鼓的同时，体温也会因此降低，免疫力也随之降低，特别是长期滥用的时候。

其次，**当代人体温下降的关键是缺乏运动、缺少肌肉。**

我们吃进去的食物，要在细胞的线粒体中，转化为能量给身体供能，其中包括修复损伤所需的能量。而含线粒体最多的细胞就在肌肉里，我们运动之后身体会变暖、会出汗，就是线粒体加班工作提高产能的结果。如果我们总是缺乏运动，线粒体就会消极怠工，一方面食物无法转化为能量，转而变成脂肪储存下来，人会发胖；另一方面，能量转化不足，人的体温会降低，怕冷还是轻的，严重的就会被癌症击中。

研究显示：经常运动的人，癌症的发病率更低，特别是那些坚持冬泳的人，少有患上癌症的。冬泳帮助很多癌症病人彻底战胜了癌症，因为冬泳时，人体不仅要运动还要抵御严寒，肌肉就要调动线粒体的最大机能来保证能量的产出成功御寒，阳气在冬泳中会不断增加。这样的人，一定是阳气不虚的，他们自然就有和癌症这个"阴邪"抗衡的本钱。

只可惜，随着科技的发展，现代人运动和劳作的机会被最大程度上代劳了，别说冬泳了，很多人长期只动脑、动心而不动身。这种错误的人体"使用方式"，对身体来说是内外交困的消耗，又加上医疗条件的基本保证，营养绝对充裕，寿命有了延长的机会，癌症就在这个基础上变成了高发病。

 **每个过度使用的部位，都是一处"人造肾虚"**

食管癌的发生原理

很多科普文章里讲过，食管癌的发生，多是因为患者之前喜欢吃辣的、烫的等刺激性的食物，还有一些患者是因为身处贫困地区，粮食加工技术很不发达，食物过于粗糙，不断对食管造成损伤，所以食管癌也被称为"穷癌"，生活贫困的地区更高发。

从医理上推断，这些过度的刺激增加了食管黏膜的使用强度，难免会造成损伤。在损伤修复的过程中，能量供应不上，细胞就长歪了，"好孩子"就变成了"坏孩子"，好细胞变成了癌细胞。

但是，为什么那么辣、那么烫的食物，别人咽不下去，他们却能甘之如饴？还不是他们的食管已经因缺乏能量而怕冷了。就像有老胃病的人，吃生冷的就难受，他们会本能地喝热粥、热汤，其实是通过热的食物来补充能量。

患食管癌之前的状态与此类似，吃辣的、烫的就是想温暖一下食管局部的虚寒，所以，辣的、烫的既是食管癌的诱因，又是食管癌的预警。如果能从出现这种特殊嗜好时就进行干预，一方面可以减少食用刺激性食物，另一方面可以及时补充能量，那么食管癌的癌前病变是可以逆转的。

老胃病，特别是萎缩性胃炎，最容易转为胃癌；慢性乙肝容易转为肝癌，因为幽门螺杆菌、乙肝病毒会持续对胃黏膜、对肝细胞进行伤害，构成这些器官的过度使用，造成局部肾虚。这些都可以通过药物来逆转，甚至不让癌变继续发展。

什么药物有这么大的效果？很简单，就是补肾药。通过补肾改善局部肾虚，中医常用的就是我前面提到的六味地黄丸。当年河南林县（今林州市）食管癌高发，中央曾经组织中医进行攻关，用的就是六味地黄丸为基础的处方，非常有效地减少了癌变。

春节的时候，我有个朋友的父亲查出了食管癌早期，本来约好了春节过后就做手术，结果过了春节就遇到"新冠肺炎"疫情了，肿瘤医院停止了一切手术。朋友很担心：好不容易发现得早，不能手术还不给拖成晚期了？他找到我，我建议他先用六味地黄丸控制着，等候手术。

他很不理解，在他印象中，六味地黄丸就是壮阳药，和食管有什么关系？但还是在我说服下让父亲吃了，一个月后，手术还遥遥无期，但他高兴地告诉我，老人之前吃东西会感觉很难受，现在不痛快的感觉没了，也不像之前那么急着手术了，这应该是用补肾药补上消耗亏空的又一个典型案例了。

说说抽烟喝酒嚼槟榔

之前，歌手张咪曾经爆出罹患扁桃体癌的消息，很多人可能是第一次听说这种癌症，它高发于靠嗓子吃饭的人群中。因为他们经常用嗓，扁桃体频繁接受刺激，很容易有慢性炎症，久而久之，变成了局部的肾虚，癌变就从这里开始了。

歌手、教师都是过度使用咽喉的职业，是工伤，没办法。但有些就是自找的，比如烟鬼、酒鬼，抽烟导致的癌症首先就是肺癌，反正我接触的人中，抽烟多年的，少有几个能逃出癌症魔爪的，而且一般都是咳嗽为最先表现的鳞癌。

因为香烟中的有毒物质会不断刺激气管和肺泡，这些部位接受的刺激是不吸烟人群的很多倍，这就属于过度使用，一旦在修复中"跑偏"，肺癌就发生了。因为这种肺癌就长在频繁接受香烟刺激的气管、支气管周围，所以最早的症状就是咳嗽。可能此人以前也咳嗽，但患了肺癌之后咳嗽的性质有了变化，要么是咳嗽加重，要么是咳嗽声音很怪，就像从很深的桶里发出来的声音，因为过度使用的部位有病变了。

俗话说，"天生我材必有用"，我们身体中所有组织、器官都有用武之地，否则就要出问题，比如子宫、卵巢、乳腺是为了生育用的，如果选择不生育、不用，这些部位就容易出问题。

再比如膝盖，很多人都说膝盖要省着用，这个说法有点矫枉过正，所谓"户枢不蠹"，关节就是这个"枢"，是机关，不动就要僵死，只要不是大胖子，膝盖之前没受过伤，不要因为节约膝盖而不运动，那样比伤了膝盖更严重。

但是如果过用，同样会出问题，而过用的情况现在特别普遍。我们总说"不作死不会死"，这个"作"就是一种过用，抽烟喝酒就是其中之一：抽烟是过度用肺和气管；喝酒是过度用食管、胃，甚至用肝，所以酒鬼也是食管癌、胃癌、肝癌的高发人群。

还有一种"作"是嚼槟榔，一些人甚至把它当作一种时尚，我只能说，接受这种时尚的人实在愚昧，这是多不健康、多落后的一种生活方式呀！

口腔黏膜是很娇嫩、很脆弱的，口腔也是全身细菌病毒种类和数量最多的部位，平时只要疲劳了、加班了，很多人就会患口腔溃疡，因为疲劳导致免疫力降低了，口腔首当其冲。我们平时咀嚼食物时很难避免小的损伤，免疫力低的时候，细菌乘虚而入就成了口疮。

现在，要用这样脆弱的黏膜，频繁嚼纤维很粗的槟榔，对黏膜的使用可想而知，周边又多是细菌，随时可以引发炎症，口腔癌就是在慢性炎症的基础上产生的。

国医大师们的保养常备药

我的大学老师，很多现在已是"国医大师"，他们都有自己常用的保养药，六味地黄丸、熟地、枸杞往往就在其列。他们有个不成文的规矩，四五十岁之后就开始吃这类药了，虽然他们没有特别确定的疾病，看似吃药吃得师出无名，其实是因为他们知道：任何人的身体都有软肋，这个部位的衰老和全身是不同步的，甚至会拉低全身的健康值。比如，好好的心脏、肺，很可能被出现慢性炎症的肝拖累了，所以，就算全身没有出现明显的肾虚，四五十岁后，需要滋补的局部肾虚早就有了，他们就是为此吃补肾药的。而随着局部肾虚状况的改善，全身的情况都会提升，因为肾是身体这棵大树的树根，树根茁壮了，还用发愁树叶、树枝不繁茂吗？

 12 患了"新冠肺炎"的医生脸为什么会变黑

脸黑其实是因为重病及肾

"新冠肺炎"疫情中，武汉市中心医院的医生一直是人们关注的重点，因为有几名医生在救治病人的时候，自己也不幸被感染了。其中有两名医生是"新冠肺炎"重症患者，一直住在ICU，经过两个多月的治疗，终于转危为安。但大家从记者的采访视频中看到，他们的面色变得很黑，几乎容颜大改，和之前判若两人。

他们之所以皮肤会变黑，西医专家解释为："因为治疗用药较多，有药物损害问题，还有就是重症肺炎呼吸窘迫导致多器官的损害所致，比如他们的肝、肺、心、肾脏在救治过程中都受到了很大伤害，导致了脸色变黑。"

从中医角度来看，这两名医生的情况，就是中医说的"久病及肾""重病及肾"了。他们面色发黑，是因为"新冠病毒"太厉害，伤及了中医说的"肾"，是肾虚到极致的表现。

我在前面说过，中医所说的肾虚，指的就是人体的根基受到了损伤，无论这个人之前得的是肺病还是心脏病，再或者是肝病，只要病情持续恶化，最后都会导致肾虚。而一旦肾虚，不管你之前肤色有多白，到这个时候，肤色都会变黑，因为中医理论中的肾所主的颜色就是黑色。

《黄帝内经》中说："五行有五色，五脏有五行，五色入五脏。"其中肾对应的颜色就是黑色，"黑如地仓"就是专门用来形容这些肾虚到病重状态的人，仓通"苍"，意思是人的气色像没有光泽的土地一样枯黑。

大家可能看过张艺谋导演的电影《山楂树之恋》，其中窦骁演的男主角，因为得了一种血液病而病入膏肓。躺在病床上的窦骁，脸色就是典型的黧黑，这是张艺谋导演的电影一贯的风格，特别重视细节的逼真。窦骁在影片中的黑脸色和武汉两名医生的黑脸色，都是中医说的"地仓"，这是病重时才能见到的面色，是被疾病折磨得痛苦不堪、身体过度使用的结果。

你还敢吃泻药减肥吗

很多人通过吃泻药来减肥，或者为了去火常年吃清热泻火药，其中就含有大黄类的药物，这是中医不提倡的。因为这种药虽然能通便，但吃久了会产生耐受性，肠道就变懒了，自己不蠕动，全等大黄来推助。所以这类通便药，越吃量越大，就此构成了药物依赖。

另一个问题是，长期吃泻药会让你的肠子变黑，这就是现代医学中的"黑肠病"。目前已经发现，"黑肠病"和肠癌有一定联系，很容易癌变。肠道黏膜变黑和肾虚时肤色的变黑，是一个道理。从中医角度讲，是显现了肾虚时的黑色；从西医角度讲，就是过度使用导致的过度氧化。

正常人一天大概大便一次，使用肠道一次，而且正常大便只是对肠道黏膜的柔和使用。但如果吃了泻药，每天就会大便多次，首先肠道的使用次数增加了，其次泻肚对肠道黏膜的刺激力度很大，甚至是"摧枯拉朽"的态势。你自己可能觉得很痛快，好像脂肪都随着大便排出去了（其实这是不可能的，随大便出去的只能是水，泻肚后喝一杯水，你丢失的体重就回来了），这个痛快的过程比正常排便对肠道黏膜的损伤要大得多，这就形成了过度使用。久而久之，肠道黏膜就因为局部肾虚而变黑了，如果不加以控制，就可能出现癌变。

肤色变黑其实是身体在自救

这么说，大家可能觉得很玄乎，其实"肾主黑色"是有科学依据的，因为黑色是所有颜色中，最能吸收能量的颜色。

我们能看到不同颜色，是因为显示颜色的各种物质吸收光的程度不同。我们看到某个东西是白色的，是因为它一点光都不吸收，像镜子一样把光折射回去了，这就是反光。白色和反光的性质其实是一样的，是它们拒绝光线的结果。

光线，无论是太阳光还是灯光都是能量，所以我们晒太阳会感觉温暖，灯光也能把我们烤得很热。我们夏天喜欢穿白色的衣服，图的就是它拒绝了光线的能量，能量吸收得少，穿着觉得凉快；相反，冬天我们多会穿黑色或者深色的衣服，因为这种颜色是吸收光线的，颜色越深，吸收的光线越多，越不反光，我们穿这样的衣服就越暖和，因为它最大可能地吸收了太阳光的能量。

身体在极度肾虚状态时，往往自身的机能已经不好，无论是饮食摄入能量，还是身体将食物转化为能量的能力，都很弱了，处于严重的能量匮乏状态。这个时候身体为了自救，就要抓住所有能获取能量的机会，肤色变黑就是出自这种本能。身体要通过变深变黑的肤色，最大可能地吸收太阳光的能量，让生命尽可能延续下去。从这个角度来说，**病重的时候肤色变黑其实是身体在自救的一种方式。**

你可能会问，很多人晒太阳之后也会变黑，难道也是肾虚了？要注意，肾虚的黑是像"地仓"一样黑得毫无光泽。而太阳晒出的黑是黝黑的、闪亮的、是健康的肤色，这个健康就健康在闪亮上，闪亮就是反光，能反光就是因为身体有拒绝能量的本钱，不需要吸收太阳光来补充能量。

其实，中医理论中的肾主黑色，如果从西医角度来讲，也是合乎医理的，因为我们肤色的变化，其实就是皮肤被氧化的结果。

我们切开一个苹果或者土豆，如果没及时吃，苹果和土豆的颜色就会变深，这就是被氧化了。而人从生到死的过程，其实就是被氧化的过程，所谓"蜡炬成灰泪始干"，这句话形容人的生命非常贴切，蜡烛燃烧就是氧化过程，蜡烛烧完了，也就是氧化结束了，生命也就完结了。随着年龄的增加，身体的各个器官组织被氧化得越来越严重，所以我们现在会有意识多吃一些抗氧化的食物，其实就是为了抗衰老。

而疾病本身就是一个氧化的过程，甚至是超过生理状态的加速氧化的过程，在这个过程中，身体各处被氧化的程度都在与日俱增，只不过皮肤被氧化你能清楚地看到，我们的肤色会逐渐变深，甚至变黑。而在中医看来，就是随着年龄的增加，随着疾病的出现，肾虚越来越严重，皮肤才出现了肾所主的黑色。

但是，肾虚导致的肤色发黑，并非不可逆，就像我们通过食用抗衰老的食物或药物，可以使早衰的问题明显改善一样，通过有针对性地补肾，肤色还能白回来。只不过很多时候，肤色的改变只能说是"买一送一"的意外收获——就医以后，在腰酸腿软、怕冷乏力这些主症状改善的同时，肤色也会白回来，因为它们的发作机理是相同的，都是因为肾虚了。

# 13 为什么宽额头、翘下巴、大长腿看着更顺眼

相面术中的科学道理

中国人讲究看面相，相信面相好的人命运也好。相面的时候最讲究的，是看这个人是不是天庭饱满，是不是额头要足够宽，这样的人多半好命。

这绝对是有道理的，因为额头后面就是大脑的额叶，如果说大脑是人体的"司令部"，额叶就是司令部中的司令，这是我们身体上最高级的部位，人类的重要决策、情感情绪都由这里控制。额叶发达的人，更容易做出理智而周全的决定，人生的关键时刻能做出这样的决定，自然一生都会少走弯路，肯定更容易胜出，所以名人、精英少有额头特别窄的。

而额叶就是肾主管的，因为在中医的理论体系中，肾可以生髓，这个

髓就是脑髓。肾虚的时候髓海空虚，人的智力就会下降。老年痴呆患者如果去看中医，不管有什么杂症，治疗的主旨一定不离开补肾，甚至会用到动物的骨髓。

从某种意义上来说，中医认为肾决定了大脑，决定了智力，先天就额头丰满的人，一般肾气是很足的，先天发育就很好，这种人不仅聪明，而且多是健康的，这才有了好运。久而久之，这种与好运共生的"面相"，就成了人们的审美标准。

大长腿是生命进化的选择

一个人身体是不是矫健，身材是不是好看，腿很重要，所以现在很多影迷夸自己的偶像时会夸张地说："脖子下面全是腿。"

大家之所以觉得腿长好看，因为腿和额叶一样，都是身体里的高级部位，人们会本能地选择和认同高级的事物。

人类的双腿是灵长类动物中最长的，腿变长可以使人类运动更便利，更能躲过灾难，更容易活下来。审美是遵从于生命选择的，所以我们越来越偏好大长腿。

根据下巴就能知道是否肾虚

有个衡量你是不是美人的办法：用食指贴在鼻尖上，如果食指的下端可以贴到下巴，而且中间不碰到嘴唇，这就意味你离美人不远了，因为这样的人，下巴一定是翘的，所以才能不碰到嘴唇。而审美上，一直就有"十美九翘"的说法，意思是"十个美人，九个有翘下巴"。好莱坞的很多男明星，下巴上都有一道沟，号称"欧米伽下巴"，这也是建立在下巴足够长、足够翘的基础上。

下巴，被生物进化学家称为"人类的身份证"，因为下巴是人类独有的，猩猩的下巴很短。与额叶、腿一样，下巴也是进化到了人这个高级阶段才有的，才变长的，这种进化是身体的自然选择，审美也就随着这种选择而逐渐树立了。

大脑的髓海，是肾所主的；腿在肾虚时是最先出问题的地方，肾虚的标志性病状就是腿部酸软、发冷；至于下巴，民间一直有"下巴长的人长寿"的说法。

陈丹青曾写过一篇文章，写的是他的老师木心先生去世前，他守在床前，期盼老师能醒过来，木心的翘下巴给了他信心。陈丹青就此想起美国人和德国人打仗时，整个世界风雨飘摇，中国百姓议论谁会赢。当时他老家的村里，有个很有学问的老先生告诉村民："你们去看看谁的下巴长，谁的下巴长谁就能赢。"果不其然，罗斯福有个很漂亮的下巴，而且是"欧米伽下巴"，而最后，也是美国人战胜了德国人。

根据进化论，下巴是高级组织，高级的基因能充分表达，意味着身体的进化成熟度是比较高的，肾这个"先天之本"是足的，而好命或者说机遇，肯定更容易眷顾身体好的人。

这些都说明一个问题：**身体的结构，乃至我们的样貌，与中医的肾都是有关系的。**因为身体结构很大程度上是先天决定的，而身体结构的进化是为了更好地生存，是为了能活得更久，自然要向肾虚的反方向去进化和改变。因此，某些结构的先天不足，感觉上的后天变化，可以看成是肾虚甚至早衰的一个预警。

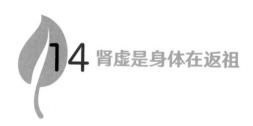

14 肾虚是身体在返祖

既然进化就是逆肾虚而行的生命进程，那么与进化相反的返祖，也就是肾虚的表现了。

什么是返祖呢？就是指生物体偶然出现了祖先才有的某些性状的遗传现象。我们都听说过"毛孩儿"，他们头发特别多，身上还有浓密的毛，甚至还有尾巴，这就是一种返祖现象，因为这种情况只有人类的祖先才可能出现。

这种返祖是表征上的，大家可以看到，也容易理解，其实还有很多返祖现象是身体内里的，这种情形一旦出现，就是人体机能退化的表现。这种退化出现在我们身体的方方面面，从进化的角度看是返祖，从生命的角度看就是衰老的开始，甚至是接近死亡的征兆。

临床诊断疾病时有几个指标一旦呈阳性，就意味着患癌症的概率增加了。一个是检查肝脏时的"甲胎蛋白"，这个指标呈阳性，就要详细检查有没有患肝癌的可能了，因为只有在胎儿时期才有这个蛋白，成年人是不该有的。另一个是血液病，确诊前要化验血，如果发现血液中有"幼稚细胞"，意味着患白血病的可能性增加了。"幼稚细胞"也叫"原始细胞"，是指血液中各种还没有发育成熟的细胞，这种细胞一旦在血液中出现，就意味着返祖了。从中医角度讲，这就是肾虚了，它们与影响我们样貌的法令纹、影响我们精神状态的弯腰驼背、让人难以忍耐的腰腿酸软一样，都是肾虚的表现，都是一种返祖现象。

之所以会出现法令纹，其实就是面部的肌肉张力不足了，导致苹果肌下垂。苹果肌其实并不是肌肉，而是颧骨前的脂肪组织，它位于我们眼睛下方2厘米处，呈倒三角状。我们微笑或做表情时，会因为脸部肌肉的挤压而稍稍隆起，看起来就像圆润有光泽的苹果，故此得名"苹果肌"。苹果肌一旦下垂，法令纹就会变深，人就会显老，这个罪魁祸首就是面部肌肉的张力不足，牵拉托举不住局部的组织了。

面部的肌肉叫表情肌，和下巴一样，这是人类才有的高级组织，人类的近亲大猩猩都没有表情肌，所以它们都没有表情。表情肌是人类独有的，所以它也遵从"越高级的组织越先退化"的铁律，人老了，或者年纪轻轻但体质早衰了，表情肌都会先退化。

如果你今年35岁，看看自己的照片就会发现，25岁之后，面容会出现明显的变化，因为表情肌的张力逐渐在下降。苹果肌每年都会下垂一点儿，面部肌肤的松弛是一点点加重的。如果这个人本身有虚的问题，特别是脾虚，可能刚过30岁就有变成"黄脸婆"的趋势了，不仅面色黄，面部线条也开始垮了。

这一点《黄帝内经》早就写得很明白："女子五七，阳明脉衰，面始焦，发始堕。"意思是女性过了35岁，面容和头发就开始衰老，这是古人的大数据统计结果，如果体质虚，可能坚持不到35岁，苹果肌下垂、法令纹的问题就比较明显了，从脸上就有返祖征象。

还有一个有趣的规律：我们都很讨厌对别人"点头哈腰"甚至"卑躬屈膝"的样子，因为这是"奴才相"，这样大多是为了恭维对方、谄媚对手，所谓"谄媚"，其实就是通过贬低自己来抬高别人。怎么贬低自己呢？就是用这种卑微的姿势，这个姿势就是一种趋向低级状态的返祖现象。

人是直立行走的，直立之前的状态比直立之后要低级得多，"点头哈腰""卑躬屈膝"更趋于爬行动物，就是通过体态把自己变成低于"人"这个物种的样子，以此来恭维对方的高级。

从医学角度讲，这种样貌其实是肾虚的结果，人老了之后，身体变弱了，会不同程度地弯腰驼背，这是因为他们肾虚了，而肾虚就是一种向低级状态的返祖。

CHAPTER 2

肾虚时，
身体什么样

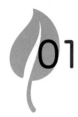

01 看走路姿势能判断是不是肾虚

肾虚意味着身体的状态改变了，既然改变了，就是有征兆的，中国的"相面术"借助的就是这个。相面也有一定科学依据，有些是通过大数据推算的，有些是符合进化学、医学原理的。

曾国藩在相面术上很有研究，他很会看人。他曾经提到过一种情况："足不履地者，早夭。"意思是，走路的时候如果脚后跟儿不着地，这个人往往体质虚弱，容易早早夭折。

这个论断看似玄乎，但我后来亲历过两个病例，也就不得不信了。

一位是慢性肝炎患者，一直到死他的肝脏也没有疼过，只是体力逐渐不支，脸色不太好，但其他方面看不出异常。他的肝炎是通过"母婴传播"的方式感染的，所以从出生开始，就一直受到乙肝病毒的伤害，加上他平时工作很累，50岁的时候已经被诊断为"肝功能衰竭"了。他就是始终踮着脚尖儿走路的，脚跟不沾地。

还有一位患者，也是男性，虽然没有什么严重的疾病，但体质很弱，献血前做检查总是不合格。他走路的时候也是脚跟儿不着地，而且走路很慢，总像是拖着腿走，不像年轻人那样虎虎生风的。因为身体弱，这个人到40岁也没结婚，估计还有些不愿意对外人说的难言之隐吧。

可能脚跟不沾地的人我们见的不多，也没注意观察，但我们形容一个人身体好，总会说他走路"噔噔"的，就是因为他们脚跟儿着地时又稳又重，和脚跟儿不着地时，形成了鲜明的对比。

其实，从医学角度是可以解释清楚的：这与足跟骨的骨质和重量有关系，足跟骨质地厚重会影响人走路时的重心。而足跟骨也是人类才独有的结构，动物四肢着地时，不需要用足跟骨来平衡身体，而人开始直立行走之后，必须靠它达成平衡，所以人进化出了很发达的足跟骨。

既然是人类才有的，这个结构也是很高级的，因此也遵循"越高级的越早退化"的铁律，人老了这个部位会先退化。相比周身骨骼，足跟骨是最先疏松和退化的，只不过它不像其他部位容易因为疏松而骨折，它表现出来的是平衡能力不好以及足跟疼，但拍片检查时是看不到骨刺的，就算有骨刺，也不至于那么疼，而且与足跟骨刺不是同样的疼痛性质。

所以老年人走路踉踉跄跄的，而且都是向前冲，很少有后仰着的，因此总是弯腰驼背，这些在重力学上，与足跟骨的退化、重心的失衡有很大关系。

我说的这两个人，虽然没有老迈年高，但他们的体质早就让他们早衰了，足跟骨肯定退化了，因此才有了曾国藩说的"足不履地"的姿态，这种姿态一旦出现，就是身体返祖的表现。

因为我们的祖先是从爬行进化为直立的，爬行就是最原始的姿态，弯腰驼背、足不履地的姿势比站立更接近于爬行，所以是姿势上的返祖。有个成语叫"昂首阔步"，这个姿势的出现，一定是情绪和身体都是昂扬的时候，足跟儿一定是深深触地的，这种姿态才是一个充满了正能量的姿态。

身体任何部位的返祖都意味着不健康，因为生命就是一个轮回，是一个圆，人老了，很多地方像小孩一样：孩子刚出生时，大小便是不会控制的，到了老年也犯同样的问题，只不过初生是神经发育不完全而失控，老了是神经功能退化而失控；初生是肾这个"先天之本"不强壮，老了是这个"先天之本"耗损得差不多了。所以，人生的两头儿都是容易肾虚的，衰老其实就是向初生时的状态回归，足不履地就是向原始状态回归的表现之一。虽然很多人没到这个极端程度，但上了年纪，身体不好了，会觉得头重脚轻，走路不那么稳健，也同样是肾虚的表现。

中医医籍中，记载过很多足跟疼的病例，特别奇怪的是，这个平时并不关键的部位，经常是重病的"落脚地"："有一男，素不慎起居，内热引饮作渴，体倦两足发热，后足跟作痛，用清热除湿之剂，更加发肿。又服败毒之药，赤痛甚。"总之，就是各种清热解毒的药用了个遍，病情反而加重了。

按理说，治疗皮肤疮疡，清热解毒是正道，但唯独对足跟不管用，后来是怎么治好的呢？

"朝用十全大补汤，夕用加减八味丸，外敷当归膏，两月余而愈。"

由此看出，吃的和外敷的药都是补肾的药，因为足跟部位在肾经巡行的路线上，所以足跟的问题一定和肾虚有关。如果你年纪轻轻就足跟疼，别把它理解为骨刺那么简单，特别是踩地的时候明显觉得鞋底薄，那么往往是肾虚的预警。很多女性在生育之后就出现了这种症状，这与孕育生育过程中对母体的消耗有直接关系。

除了足跟不着地，还有一个影响体态的姿势，那就是驼背，这让人看起来不再像年轻时那么挺拔。其实驼背和足不履地一样，都是更接近于爬行的姿势，也是一种提醒我们肾虚的"返祖"姿态。

人为什么会驼背？从结构上讲，我们站立时是靠脊柱支撑的，每个脊柱之间是椎间盘，椎间盘的作用是缓解运动时的震荡，保护大脑。但随着年龄的增加，椎间盘的水分减少，厚度降低，支撑能力下降，脊柱就此开始弯曲，所以，人老了之后，身高可能会降低5厘米。身高变矮，同时不挺拔，是比足不履地更常见的早衰老态。

当你觉得自己走路的时候不再是"噔噔"的，脚步不再稳健，甚至感觉脚底发飘，身体也不再挺拔，这可能就意味着肾虚已经发生，就算没有怕冷、多尿的早衰表现，也需要开始补肾了，因为随着体态姿势的改变，骨质将渐渐被"掏空"。

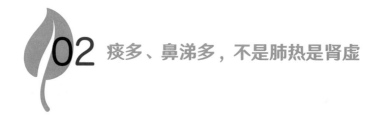

02 痰多、鼻涕多，不是肺热是肾虚

肾虚就是身体从根本上衰老，就是大树的树根开始晃动了。人衰老时最早出现的变化，不一定是冷了、累了，腿脚不利索了，而是身体开始各种"漏水"。最典型的就是夜尿多，排在其后的是喝了就尿，再之后是鼻涕、哈喇子变多，大便不成形。在女性，可能就是白带多而清稀……总之，身体的各种排泄物、分泌液变得清稀而量多了。

　　这些在中医看来就属于虚的表现，从进化学上看，就是身体在"漏水"，而"漏水"的发生，是人变老的第一指征。

　　我们身体的70%都是水，所以身体要通过各种功能，对身体里的水"严防死守"，确保不"漏水"。但这个保水的功能，是后来才进化出来的，就像前面我说过的，按照生物进化的序列看，越晚出现、越晚成熟的功能，在身体遇到问题时会先退化。人体的保水功能也一样，自然状态下，它会随着年龄的增长而降低，所以老年人容易给人邋遢、不干净的感觉，鼻涕多，唾液多，憋不住尿，这就是保不住水而"漏水"了。

　　还有很多人，还没迈进老年，就因为体质的因素而早衰了，或者虽然没有全身的早衰，但局部出现了疾病状态，就会在局部出现"漏水"现象。比如虚寒感冒的人，鼻涕、痰都是清稀且量多的；虚寒体质的女性，白带量多且清稀；脾胃虚寒的人，大便常年不成形，含水量多是其中的关键。

　　具体说到痰多、鼻涕多，更加常见的是很多人感冒好了，但是依然有痰，或者没感冒也不咳嗽，就是痰多，而且是白痰、清稀痰，为此吃了很多清热化痰的药也无效，甚至反而更重了。

　　有个止咳药的广告说："咳嗽总不好，是肺热。"这句话其实说得不对，不管是孩子还是大人，如果咳嗽总不好，拖延了很久，是不可能有热的，就算一开始有肺热，到后期也是虚寒了，痰也会从最初的黄痰变成清稀的白痰，因为这时候身体已经虚了。

负责我们内脏调节的是自主神经（也叫植物神经），自主神经又分为交感神经和副交感神经。交感神经的作用是加快心跳、升高血压，我们遇到危险逃离时、白天应对生活的压力时，交感神经的功能占主导，保证人处于相对兴奋的状态。副交感神经的功能与之相反，负责保持身体平静状态下的各种生理功能，包括心跳减慢、血压降低，同时使身体的各种分泌液变稀变多。从进化的角度来讲，交感神经比副交感神经要高级。

前面说了，身体中越高级的器官组织退化也越早，一旦虚弱或者衰老来临，交感神经的功能就会首先不足，副交感神经这个相对低级的神经功能就会占上风，痰液、唾液、鼻涕、大便的含水量就会剧增，人体就开始"漏水"了，也就意味着肾虚了，肾的固摄功能减退，就要补肾了。

具体到痰多清稀，甚至没有咳嗽但每天早上都要咳出很多痰，在老年人群中很常见，他们抱怨自己成了"痰篓子"。这时候，即便不用补肾药，也要用温热的药物才能化痰，比如二陈丸，或者用10克陈皮泡茶喝，而不要用什么川贝、黄芩之类。如果二陈丸仍旧止不住，还可以配上五子衍宗丸，别看它的说明书上写的只是治疗泌尿和生殖问题，但机理都是通过增加身体的固摄能力，减少"漏水"。痰多稀白、怕冷的人，如果夜尿多，配上五子衍宗丸一起吃效果会更好，甚至一举两得，因为这种药会加大补肾的效力。

说到五子衍宗丸，它还可以治疗一种"漏水"，那就是腹泻。腹泻如果在清晨发生，那就是"五更泻"，大便没有任何臭味，就和小便清稀是一个道理，是因为身体失去了浓缩和重吸收的能力，火力不足了。一旦出现这样的症状，就是典型的肾虚了。

除此之外，还有一种更有针对性的中成药，那就是四神丸，是四种补肾药组成的。它所治疗的也未必非得是五更泻，只要是每天大便不成形、次数多、没有臭味，吃了很多健脾的药物（比如香砂养胃丸、香砂六君子丸）之后还是不好的人，都可以吃。最好配上四神丸或者五子衍宗丸一起吃，因为此时腹泻已经把身体拖成了肾虚，必须在补肾的基础上健脾，才能止住这种虚性的腹泻。

说到这里，也顺便给大家介绍一个苏东坡养生的偏方。

　　不要认为苏东坡只是个诗人，他也是很懂中医的。中国古时的很多文人，同时都是中医。过去有句话："秀才学医，笼里抓鸡。"意思是，有点传统文化背景的人，学中医就会很容易，因为中医就是在中国哲学、中国文化的背景下产生的。

　　苏东坡的保养之道之一就是吃芡实，也叫"鸡头米"，是杂粮的一种，超市里就有出售。苏东坡的吃法颇为奇异：时不时取刚煮熟的芡实1粒，放入口中，缓缓含嚼，直至津液满口，再鼓漱几遍，徐徐咽下；每天用此法吃芡实10～30粒，日复一日，坚持不懈。而且，苏东坡也很喜爱吃用芡实煮成的鸡头米粥，并称之"粥即快养，粥后一觉，妙不可言"。

　　芡实入脾、肾二经，能健脾祛湿、固肾止泻，补肾的效果强于山药，祛湿的效果优于红小豆，镇静的效果强过莲子，有"婴儿食之不老，老人食之延年"之说。从它能顾及人生的幼、老两头，也足以证明它的补肾功力之强大，当我们的身体出现各种"漏水"症状时，都可以用芡实做食疗，作为杂粮粥的成分之一，每天可以食用10～20克。

03 喝茶喝酒后尿频的人老得早

平时大家在一起喝酒喝茶、推杯换盏的时候，就能估计出每个人的体质状态，甚至估计出每个人是不是肾虚了。总是频繁去洗手间的人，会比那些坐到最后也不"放水"的人，老得更快。

这不是因为他们膀胱容积小，不能憋尿，而是有两个和衰老有关的原因导致了他们尿频，一个是身体的蒸化能力不足，一个是肾脏的"重吸收能力"下降，这两个都是肾虚时常见的问题。

尿液是血液流经肾脏之后，被肾脏的肾小球过滤出的无用水分。血液在被肾脏过滤之前，要经过两道程序：一个是全身皮肤的蒸发，这个蒸发不是出汗，而是在你没有感觉的前提下，水分就不断从皮肤里蒸发出去了，这在医学上称为"无感蒸发"；另一个是流经肾后，经过肾脏最后一次重吸收水分，等于将尿液再浓缩一遍。这两个环节有一个出问题，你就会容易尿频，特别是喝水、喝啤酒之后。

我们观察一下就会发现，酒后去洗手间次数少的人，一般都是身体壮实、不怕冷的。而那些频繁去洗手间的人，平时肯定少运动，很怕冷。怕冷意味着代谢率低，人体的代谢能力就是我们俗话说的"火力"，火力不旺，水就蒸发不了，水液只有小便这一条通路，自然尿得多。而火力壮实的人，没等水流到肾脏，就从皮肤蒸发掉了，他们不仅尿得少，而且皮肤也好，因为"无感蒸发"就是给皮肤做一次由内而外的彻底保湿、补水。

很多女性为自己的脸花了重金，但最后还不如她那个从不认真洗脸，甚至一生都没用过护肤品的老公皮肤好，因为人家火力旺，通过无感蒸发就护肤了。而你如果火力弱，无感蒸发很少，就很难通过这种最彻底的方式补水保湿。

你可能会说：我可以用面膜呀！是的，敷了面膜，皮肤马上就细嫩了，如果你不马上涂上保湿的护肤品，一个多小时后就会被打回原形。原来多干燥还是多干燥，因为皮肤最外层是角质细胞，直接经受风吹日晒，平时就像干木耳一样。敷了面膜，面膜中的水就把这个"干木耳"泡发了，细胞吸水后变大，皮肤就饱满细腻了。但是这种水分很快就会挥发，湿木耳又变回了干木耳，除非你全天候敷面膜，一直让木耳充分含水，这显然是不可能的。而"无感蒸发"，只要人活着，只要火力足够，每分每秒都在进行，这样的保湿之力哪是一张面膜能比的？

再说回尿频的问题：血流到了肾脏，经过肾脏滤过，重吸收后排出的液体就是小便，肾脏的重吸收功能，是人体保水的最后一道防线，也是肾功能降低时最先出现的变化，如果最后的保水功能减低了，小便没有经过浓缩这一道环节，自然量就多。

随着年龄的增加，我们的肾脏功能都会下降。如果有些人还比较年轻，肾脏功能已经不好了，就会比其他人更容易尿频，而且还有个问题，就是夜尿多，夜里睡觉时频繁起夜，这更是衰老的标志。

因为人平卧时，血流经肾的量是坐立时的好几倍，经过肾脏的血液多了，尿液也就多了，任何人都是如此。所不同的是，身体好、火力壮的人，重吸收能力强，可以浓缩尿液，可以一夜不尿，而身体弱、火力差的人，浓缩功能不好，所以夜尿会更多。

为什么肾虚的时候小便先改变？这就是中医说的"肾主固摄"。中医所说的肾，把守着小便这个水的"关口"。人类的祖先是从水生进化为陆生的，爬上岸来之后具备的第一个功能就是保水，但人体的保水功能会随着年龄的增长而最先退化，这个功能一旦减退，各种"漏水"现象就会出现，其中就包括喝酒、喝茶的时候频繁去洗手间。

这些现象在中医里，都属于脾肾阳虚。其中，喝了就尿的话，脾虚的成分更大，因为脾是主运化的，"运化"就类似运输和蒸发能力。人体和大自然一样，自然界中植被茂盛的地方，雨水一定充足，充足的雨水必须蒸发为水蒸气，才能成为植被的营养，而不至于发洪水。脾虚的时候，蒸发无力，运化失职，相当于身体里"发洪水"了，水喝进去身体根本吸收不了，只能以小便的方式来"泄洪"，所以喝了就尿的人一定要健脾，这就是参苓白术丸的用武之地。一般吃上一周，尿频的情况就会减轻，经常吃可以改善脾虚体质，水的运化能力也会逐渐提高。

脾虚之后还有肾虚，这就是最后一道防线了，以夜尿多为主的人，要增加肾脏的"重吸收"能力，这就是五子衍宗丸在起作用，这是非常管用的一种药，基本上吃上三五天，夜尿就少了，如果喝了就尿与夜尿多的现象同时存在，参苓白术丸和五子衍宗丸可以一起吃，双管齐下。

说到这里我还要提示一点，如果你有糖尿病，血糖控制得好不好，血糖对肾脏的损伤大不大，看夜尿多少就知道了。血糖高是所有伤肾脏因素中最厉害的一个，而且这种伤害无声无息，每时每刻都在进行最方便的观察指标就是夜尿。

如果频繁起夜，就意味着肾脏受伤了，随着糖尿病病程的延长，肾脏功能总要受累，夜尿多就成了糖尿病患者的常态，这也是"久病及肾"的结果，糖尿病伤肾脏伤得久了，发展成了中医所说的"肾虚"。所以，夜尿多既是西医"糖尿病性肾病"的指征，也是中医"肾虚"的指征，如果你还年轻，这就是在提醒你，血糖更要严控了！

04 慈禧的驻颜秘方五味子膏，你也可以试试

成语"垂涎三尺"是一个贬义词，一个对人对物垂涎三尺的人，从样貌上就让人嫌弃鄙视，这也是很多影视作品中描述好色之徒的老套路，导演常用控制不住地流口水来表现他们的贪欲。

前面我说过，调节内脏的神经分为交感神经和副交感神经两种：交感神经负责消化酶的分泌，副交感神经负责清稀消化液的分泌。从生物进化程度上来说，交感神经比副交感神经要高级。

人年轻、身体好的时候，高级的神经功能也好，这个时候消化酶这个"干货"分泌得就多，人的消化能力就好。随着衰老或者身体的未老先衰，高级神经衰老了，低级神经就开始取代高级神经，这个时候"干货"

分泌得少，而消化液分泌还增加了，就导致了消化液变得清稀而量多了，"垂涎"就是由此发生的。

人对"垂涎三尺"的厌恶，其实也是对身体处于低级状态的抗拒，当口水多到可以"垂涎"的程度，大多是身体的一种返祖，因为肾虚而"漏水"了。

中国宫廷医学在保青春抗衰老方面，始终引领着中医学的发展，因为皇帝唯恐自己早死，会不惜成本花费民脂民膏来为自己延寿。

清朝御医就专门为慈禧太后研制出了一种可以延缓衰老的药膏，叫五味子膏，《慈禧光绪医方选议》记载："光绪年六月初八日，五味子膏。五味子八两。水洗净，浸半日，煮烂，滤去滓，再熬似饴，少加蜂蜜收膏。"其实，五味子膏在宋代的《本草衍义》和明代的《医学入门》中早有记载，主治的病症有个关键点，就是"虚脱"。

这种虚脱不是我们常说的因为低血糖或者炎热导致的休克或昏厥，而是因为"虚"导致的身体各种功能的失职，比如大汗、尿多，身体各种分泌液的稀薄、量多，以及失眠、心慌等，总之是身体虚弱时出现的种种"脱管"表现，"漏水"就是"脱管"的一种。

既然叫五味子，就是因为它具备了五味，《新修本草》中说："其果实五味，皮肉甘、酸，核中辛、苦，都有咸味，此则五味俱也。"中医讲，五味分入心、肝、脾、肺、肾五脏，所以五味子的节流作用可以体现在五脏，上到心慌失眠的心气虚、中到出汗特多的肺气虚，中到垂涎三尺的脾虚，下到尿频、白带多甚至遗精、滑精的肾虚。

这个五味子膏我们自己就可以做，而且最好每年开春的时候吃，因为春天万物复苏，是生发的季节。身体功能如果生发过度、失控，就容易出现"脱管"，为了防止这一点，中医从孙思邈那时就开始，要在农历五月之前开始吃五味子，借其收敛之性预防"脱管"。

五味子膏的做法很简单，一次可以做250克。药店里就能买到五味子，用水洗净，泡半天，然后下锅煮，等水沸后再煮半小时就可以了。然后去掉渣滓，用蜂蜜或者饴糖调味，不要放得过多，否则吃了会发胖。熬制到稍微成膏就可以了，放凉后放在冰箱中，每天吃10～20克即可，餐前餐后吃都可以，味道是酸甜的，一点儿也不难吃。

 # 05 你不是脑子懒，你是肾虚了

忘性大，这本该是老年人才有的问题。但现在，很多年轻人都抱怨自己健忘。造成健忘的有两个原因，其中最关键的就是肾虚后，大脑的"内存"因为肾虚而下降。

用脑过度

我有个女性朋友，丈夫在国企上班，因被人举报涉嫌贪污而被要求待在一家宾馆里接受调查。丈夫被关了一个月，她就担心了一个月，严重失眠。一个月后，纪检部门查清她的丈夫没有贪污，就把他放了出来，生活恢复了正常。但从那时开始，她出现了严重的记忆力下降，到了俗话说的"落爪就忘"的程度，这就是伤了肾的结果，是典型的过度用脑的结果，是使用过度导致肾虚，髓海空虚了。

记忆力是由两个因素决定的。一个是脑细胞的功能，功能好的人就像版本高的电脑，内存大，存储的信息就多，记忆力就好。另一个是需要记忆的东西，如果过多、过于杂乱，超过了大脑的"内存"，记忆力就不足

了，就会健忘。

现在是信息社会，网络太发达了，我们每天接收的信息都是超饱和的，就算你没有刻意去记忆，也仍旧占据了大脑的内存空间，也会影响记忆力。因为每次记忆的形成，都是一次能量的消耗，要记的东西太多了，能量消耗就很大，特别都是全新的信息的时候，大脑需要开辟新的途径来接受新事物，这个耗能就更大了。

能耗到了一定程度，就是中医说的肾虚了，所以，才有"情深不寿，过慧易夭"的说法。"情深"和"过慧"都会用脑过度，过度就会伤及身体的根基，也就是中医所说的肾。

拒绝创新

我们常说某个人脑子懒，墨守成规，拒绝创新，看似是形容一个人的心理、性情，其实这些都是由他的身体决定的。

那些改变历史的人都有强大的创新能力，他们都是靠创新立足的，而后人总结他们的生平时发现：这些人不仅聪明过人，而且精力过人，很多人每天仅睡三四个小时，仍旧精力充沛。

很简单，这些人的聪明是以身体为基础的，他们的创新也是因为身体好，给了大脑充分的能量，因为思考是需要能量的。

任何生物的生存都需要能量，为了保证能量足够用，生命就进化出了节能的本能，哪个器官没用了，就要萎缩，为的就是节能。思考也一样，思考就是大脑的神经冲动产生的信号，走完一个神经回路，就完成了一次思考，就有一个想法生成。这个神经冲动的回路如果是经常走的，是熟悉的套路，神经传导时就很节能，所谓"轻车熟路"；如果这个回路是新开创的，走完一个新回路所需的能量就要多。而大脑和任何器官一样，节能都是本性，所以会本能地选择熟悉的、节能的路。

我们总说一个人脑子懒、不创新，因为他没能远离走熟悉路径的这个本能，很有可能是他身体的能量不足，所以才会本能地节约创新思考所需的能量。

我们总喜欢说"多一事不如少一事"，特别疲劳的时候、上了岁数之后，很怕乱，觉得事多了麻烦。因为一件新事物就是一个新刺激，会让大脑为了应对而消耗能量。

老年人家里一旦来个客人，都觉得是负担，老年人喜欢清静，其实是为了少一事而节约一点能量。从这个角度来说，一个能创新乃至改变自己命运甚至是历史的人，一定不是肾虚的人，不是早衰的人。他必须有足够的能量做保证，神经才能不断走新的回路，才能打破常规，这也是他在克服本能、远离本能，而一个人离本能越远，才有可能在人群中胜出。

老年痴呆

健忘是日常发生的，健忘的极致就是阿尔茨海默病，又叫"老年痴呆"，因为到了老年才发生，老年人都是肾虚的，所以肾虚也是痴呆的基础。

而老年痴呆是迄今为止唯一没有特效药的疾病，因为造成老年痴呆的因素太多了，病毒、疾病、生活方式、营养等都是可能的致病因素，而且都是长期积累导致的，这也符合中医说的"久病及肾"。无论对于改善记忆力还是减轻老年痴呆，补肾都是唯一的办法。

研究还发现，很多老年痴呆患者是贫困人群，经常吃素，很少吃肉，长时间的营养不良。从营养学角度来看，素食的热量相对低，大脑没有充足的营养保证，自然消极怠工，直至用进废退。

毛主席喜欢吃红烧肉，而且动脑之后一定要吃，他曾经说"红烧肉补脑"，这是有一定道理的，因为大脑的能耗是全身能耗的四分之一，如果能量不足，最先缺氧的就是大脑，大脑的功能是最先受损的。

从中医学角度讲，肉类是动物类食物，属于"血肉有情之品"，热量比素食要高，其中动物的骨髓更是能入药的，可以补肾，因为中医讲，"脑为髓之海"。中医有个名方，叫大补阴丸，治疗的是肾虚到极致的病状，包括腰酸腿软、失眠健忘等，除了人参、天冬等补肾药，这个丸药在最后成丸时，要加一根猪脊髓，就是要用骨髓直接补脑。

而且，不光是中医，很多西医的神经外科也会采取这样的办法。北京武警总医院的神经外科是专门治疗脊髓空洞症的，这种病就是脊髓受到了各种原因的压迫，导致了空洞的产生，由此引起肢体运动和感觉的改变。西医通过手术可以把导致脊髓受压的因素去除，比如血管瘤或者脊柱组织，但手术之后只能靠患者自己的神经恢复。这家医院的外科医生们发现，在手术后喝用猪牛羊的骨髓炖的汤，康复的效果很好，所以这个中医的办法，被这家医院的西医医生写进了手术后的康复指南中。

这也是提示我们，健忘是需要通过进补来改善的，绝对不提倡一味吃素。

杨绛先生与木耳棒骨汤

大家都知道杨绛先生，她是钱锺书先生的夫人，活到了一百多岁，

102岁还出版了新作。她一生恬淡豁达，没什么特殊讲究，唯一的习惯就是每天的例汤是不变的，这就是木耳棒骨汤。

老先生头脑清楚，笔耕不辍，和这个汤不无关系。因为木耳和骨髓都是入肾经补肾的，类似于神经外科医生帮脊髓空洞症患者恢复的骨髓汤，而且木耳是植物，有中和动物胆固醇的作用，这两个相配，应该算得上补肾健脑、减轻健忘的"绝配"了。

除了骨髓，核桃也是改善健忘的好东西，现在研究发现，核桃、莲子在老年痴呆治疗中效果很确定，这也不难解释，因为这些都是植物的种子，种子是植物能量最集中的部位，未来一颗种子要长成一棵植物，吃植物的种子等于吃浓缩的能量体，对能量的需求最高、缺失最敏感的大脑，自然最先受益。

嘉靖皇帝与龟龄集

中医治疗肾虚的名方叫五子衍宗丸，这个方子就是五种药物的种子组成的，健忘初起或者痴呆早期可以吃五子衍宗丸，到了晚期可以选龟龄集，这种药现在也有中成药。

明代中叶，朱元璋的八世孙朱厚熜做了皇帝，就是嘉靖皇帝，他广集长生不老药，龟龄集就是当时御医们作为仙药献上的，鹿茸、海马、雀脑、锁阳、熟地黄等补肾阴补肾阳的药物，包括"血肉有情之品"都囊括其中，据称嘉靖皇帝服用后，果然身体健康，连续生子。生育能力的维持与智力的维持同出一辙，都是有充实的肾精、肾气，而能促进生育的药物，一般多有改善记忆力的作用。

在补肾的同时，想减轻健忘，还必须减少信息接收的强度、密度，因为就算补肾药增加了大脑内存，如果不限制地往里放东西，超过了负荷，仍旧会遭遇"死机"。

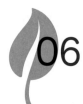
06 早生华发，你的身体要被掏空了

如今一说到白发、脱发，最关注这个话题的已经不是中老年人，而是年轻人，之前有个话题多次登上新浪微博热搜：90后已经开始秃了！现在大家对头发问题的关注度几乎超过了脸面问题，为什么？因为头发对生命来说实在是太次要了，稍微有点虚损，头发就是第一个被抛弃的。

一夜白头是怎么发生的

大家都听过一个故事，伍子胥过昭关。楚平王即位后要杀伍子胥，就在各个城门上贴了他的画像，悬赏捉拿。伍子胥四处投奔无路后，到了昭关，就是今天安徽省的含山县。昭关前面便是长江，那里有重兵把守，过关真是难于上青天，为了想办法逃出去，伍子胥一夜急白了头。

虽然有夸张的修辞手法，但那一夜决定了伍子胥的生死，他必须绞尽脑汁才能顺利过关。绞尽脑汁的过程就是一个急性伤肾的过程，足以导致急性的肾虚，头发就是肾虚时身体甩掉的第一个组织。

我有个朋友因为车祸猝然离世，我们第二天去他家里探望二老，他妈妈开门时，我们吓了一跳：完全变了个人！虽然不是一夜白头，但皮肤和头发的憔悴状态绝对是骤变，就一夜工夫呀！如果不近看，就感觉是头发白了，其实是严重憔悴了，估计伍子胥当时给人也是这种感觉，至少是头发变白前的一种状态。

老太太的头发之所以变白、枯萎、脱落，因为她之前经历了高度用脑，情感的折磨也是一种用脑过度。我讲过，虽然大脑只占全身体重的2%，但大脑的能量消耗占全身能量消耗的四分之一，当你绞尽脑汁时，能量消耗就更高了。而全身的能量消耗是守恒的，此消彼长，有一个部位能量消耗增加，就要有一个部位让出能量消耗，头发是最次要的部位，自然首当其冲。某种程度上，这种突然间的白发增加，与突然惊吓后小便失禁是同一个道理。

吓尿是怎么发生的

中央现在重拳反腐，据称在抓捕贪官的车上会铺一张塑料布，因为贪官被抓捕的时候，时常会吓得小便失禁。任何人突然受到惊吓或者巨大的刺激时，都有吓尿的可能。西医认为，这是因为惊吓使大脑皮层短时功能紊乱，排便中枢失控了；从中医角度讲，这就是惊吓导致的肾虚，因为在五种情绪中，惊恐对应着肾，吓尿了就是"恐伤肾"的结果，惊恐就是一次集中而高度的对大脑的刺激，相当于过度用脑了。

无论白种人还是黄种人，随着年龄的增长，头发都会变白或者出现颜色的改变，总之都要褪色。因为能量日渐不足，头发中黑色素的生成能力也下降了。头发的能量也是守恒的，头发粗而且多的人，白发就生得早，头发又少又细的人，白发就生得晚，这充分说明了头发对能量的需求。

中国人似乎更容易白发，其中一个原因就是中国人的大脑太发达了，前面我提到过，我们东亚人的脑容量比欧美人和非洲人都要高，虽然我们不能把智力和脑容量完全画等号，但脑容量高的人，自然要从守恒的能量中多分一杯羹，留给肌肉的能量就少了很多，也恰恰是这样，中国人不是体质强健的孔武民族，而是靠动脑生活的智慧民族。

在现在的生存状态下，就算不是从事脑力劳动的人，处理人际关系也要劳神，也要绞尽脑汁，能耗肯定比我们的先人要多得多，虽然不至于导致急性肾虚，但可能会让肾虚提前发生，白发自然也就提前出现了。

自制乌发食疗方

既然白发、脱发和肾虚有关，补肾就是最好的办法。有个古方，叫二至丸，在药店应该能买到。这种药只有两味药组成：一味是女贞子，一味是旱莲草，都是补肾阴的。在李时珍的时代，这种药就是用来乌发的，和核桃、芝麻一样，都可以作为食疗乌发的主角。

我们可以把黑芝麻和核桃打成粉加在早餐中，每天吃20克左右，要天天吃才能补到头发。因为连头发都无力顾及时，说明肾虚已经到了一定程度，想要把身体所需的亏空补上，才能有余力顾及头发这个"血之余"。

也可以用10克桑葚和10克旱莲草一起煮水，用药汤冲服阿胶粉5～10克，或者用这个药汤在不粘锅里一点点地将阿胶块融化，之后吃做好的阿胶膏，只要能保持每天吃10克左右就可以。

阿胶也能乌发

我有个朋友是阿胶制作企业的高管，现在这个企业做大了，当地的人也有钱了，但之前那里一直是贫困县，百姓能吃饱都不容易，唯一能吃的零食就是阿胶，因为当时的售价很便宜。这个高管就是吃着阿胶长大的，虽然在营养上她根本没法和大城市的人相比，但是她现在50多岁了，还没有一根白发，很显然是阿胶的作用，把她营养不足的问题都弥补上了，因为阿胶就是入肾经、补肝血肾阴的。

有人可能会问了，阿胶不是女人吃的吗？男人能吃吗？

举个例子，曹植，就是"煮豆燃豆萁"的作者，曹操的第三子。曹操死后，曹丕成了皇帝，曹植一直被曹丕忌惮，所以才逼出了著名的《七步诗》。

当年曹植的身体非常虚弱，估计也早生华发了，亲兄弟之间都能残杀成那样，为了活下去肯定也是绞尽脑汁，所以才会骨瘦如柴，身体极度虚弱。因为当时他被分封到山东东阿，常食阿胶，身体才开始恢复。因为直接受益，曹植甚至写诗把阿胶称为仙药："授我仙药，神皇所造。教我服食，还精补脑。寿同金石，永世难老。"

阿胶只是补血药，并不是雌激素，之所以被认为是女人用，因为女人失血的机会多。现在的男性，虽然不失血，但每天动脑对气血的暗耗，一点儿不在女人之下。

坚持天天吃才能见效

很多人都吃过这些药物或者食物，但是会说"不管用"，没见头发变黑，其中一个关键就是不能坚持。中医养生的意思是"养成健康的生活方式"，生活方式就是习惯，特别是这些能补肾、乌发、生发的药物，使用时有一个条件，那就是必须久服，很多中医典籍，在描述这些药物的文字中，都有一句话："久服令人不老。"可见坚持是关键。

因为补肾阴是在打基础，打基础是不能一蹴而就的，那样只会打出"豆腐渣"工程，必然基础不稳，所以必须假以时日，反复夯实。另一个原因是，白发产生时，往往是肾虚已经到了一定程度，要想让白发不长，不仅要填补之前的亏空，还要应对每天新发的亏空，如果在补肾的同时，每天仍旧绞尽脑汁，这个亏空补起来速度就慢，效果也来得慢。

放松心情，减少白发

说到这里，还要讲一个能减少白发发生的办法，就是放松心情。

其实，就算你不补肾，如果有半年的时间处于休养状态，白发也会减少，因为休息让你"止损"了。但是，做到彻底休息几乎不能，每个人都必须谋生，怎么做能让脑子轻松？一个最简单的办法就是发呆，这也是卫健委在几年前提出的一个健康建议：**每天发呆5分钟。**

我们的身体，时时刻刻受着大脑的支配和约束，很多疾病就是约束过度的结果。发呆就是放空大脑什么都不想，但又不是睡着了，这个时候是大脑最放松的时间，很多发明创造，不是冥思苦想出来的，而是在散步、发呆时灵感来了，牛顿就在坐在苹果树下发呆时，有了"万有引力"的灵感，这就是大脑潜能的爆发。

身体的潜能也一样，参禅打坐能养生，甚至能治疗绝症，就是通过放松大脑来减少对下属的约束，使身体自己动用潜能来调整平衡。如果能每天保证一段时间放空发呆，收获的可能不只是头发少白、少脱落，身体的各种疾病也都多出了自愈的可能。

07　做炸药的硫黄，帮她止住了浑身大汗

爱出汗可能是因为严重的虚寒

出汗很正常，这是人体散热的方式，通过出汗来维持正常的体温。但是，出汗严重就不正常了，甚至是肾虚的标志，我就此讲两个例子。

有个二十几岁的女孩子，因为泌尿系感染，吃了一年的消炎药和中医的清热解毒药，到后来不仅感染没控制住，还开始出汗，而且越出越多，严重到只能把长发剪短，否则头发总是滴水，冬天出去就要感冒。

这应该是我见到的被庸医所害的一个极端例子。消炎药和清热解毒药都是寒凉的，怎么可以吃一年之久？如果吃了一年之久还没好，要么需要深究这个炎症的由来，做细菌培养，找出对细菌敏感的药物再吃药；要么换个思路，想想是什么导致炎症长时间不愈。总之，都不能这样傻吃一年！竟然一直吃到了伤肾的程度。

找到我之前，她几乎吃过所有能止汗的中医方子，健脾止汗的玉屏风散、调和营卫的桂枝汤，固表止汗的浮小麦，更是一把一把当茶喝，黄芪也已经用到了每天60克，连红参都用到了20克，不仅没止汗，甚至连上火

的感觉都没有，大便还是不成形的。

这是多么严重的虚寒！

说说黑锡丹

我想到了中医的黑锡丹。这是中医补肾阳力量顶级的药物了，可以算是"虎狼之品"了，里面有黑锡、硫黄、附子、肉豆蔻、补骨脂、阳起石、肉桂。这些都是大热的补阳药，她试了几天居然也没上火，于是我就用这种药，配上鹿角胶、阿胶这些重剂补阴，让她每天吃。

鹿角胶、阿胶这两种胶都是补阴的，是为了给生命的蜡烛增量，确保更加耐烧，只有在这个基础上，才敢借助硫黄这种大热的补肾阳药来挑亮火苗，如果没有这两种药胶垫底，她的身体之阴是经不住这样程度的提亮和消耗的。这之后，她的一个朋友去印度尼西亚旅游，带回了火山上的硫黄，她又开始用，才稍微好转了一些。

硫黄？没错，就是做炸药用的硫黄，硫黄经过炮制后是一味中药，就用在肾阳虚到极致的时候，黑锡丹中就有，用在肺心病后期、呼吸无力、严重缺氧时，有助于增加心肌能力，因为这种药是入肾经的。

这位患者出汗严重的"漏水"症状是身体机能在退化，连正常的蒸化功能都没有了。正常人的水液是从皮肤"无感蒸发"的，再差一点儿的，是从小便排出，她如此出汗，是因为连蒸发的能力都没有了，不等流经肾脏，水液就直接从毛孔泄露完了，是不折不扣的"漏水"！

蒸发水液的能力就是火力，她和那些喝酒也不尿频、火力旺的人，完全是两个极端。之前用的黄芪、人参，虽然也有止汗效果，但黄芪是通过补肺、人参是通过强心来发生作用的，之所以无效，因为她的虚弱已经伤根了，已经是肾虚了，仅仅局限于肺和心已经不够了，必须到"肾"这一层，才能从根本上助力心肺，才必须用到硫黄这样的补肾重剂。

还有一个出汗严重的病例也是女性，她对自己的形容是"随时挥汗如雨"。因为胖，她每天还在健身房运动，汗出得就更吓人了，用了各种止汗药都无效。她伸出舌头把我吓了一跳：舌头是紫暗的，显示有严重的血瘀，而她才30岁，一般不会有血糖、血脂、血压的问题，何来如此重的血瘀？再一细问，她才想起来，小时候心脏瓣膜有问题，做过手术，后来居然忘记了，也就没告诉我。

原因找到了，虽然心脏做了手术，但心脏依旧是她的"软肋"、薄弱环节，她的心脏功能一直不如别人，随着年龄的增长又下降了一些，她是从心气虚累及肾虚了，伤根了，所以才出现了这个年纪不常出现的血瘀。

因为心脏无力推动，她的全身长期处于缺氧状态，只不过她已经习惯了，所以不觉得憋气，但出汗就是她缺氧的结果。特别是大汗，某种程度就是中医说的"亡阳之汗"，这个"阳"是从心阳虚发展到肾阳虚，虽然还没到肾阳亡的程度（真那样就病入膏肓了），但一般的止汗药也会无效。

吃饭出瀑布汗就用玉屏风散

这两个病例都显示了出汗的程度和身体的虚弱有关，这个虚弱是分级别的：天气热，气温高，为了散热而正常出汗；还有一种情况是吃饭出汗，民间甚至有种说法，"吃饭出汗，一辈子白干"，意思是出的汗把吃进去的营养都散出去了。

这有点夸张，但也有点道理，吃饭之所以出汗，因为只要你开始吃饭，身体的代谢率马上就提高，所以很多人早上吃了早餐后，反倒中午容易饿，不吃早餐的却不饿，因为早餐唤醒了你的身体，提高了代谢率。

从代谢率的角度来说，吃饭出汗是正常的，但不能淋漓大汗，那一般就是你的固摄功能不足了，和"动则汗出"是一个道理。这种情况是最浅一层的虚，也就是气虚，一般是肺气虚、脾气虚。这种出汗，用玉屏风散就可以了，因为玉屏风散是黄芪、白术、防风组成的，它们都是入脾经的。

再往下发展就是心气虚。这种人即便不吃饭、不热，也会出汗。我认识一个朋友，喜欢跑马拉松，不是专业的运动员，只是喜欢运动，但每次跑完衣服真的能拧出水来，吃了玉屏风散也拦不住。再问，他之前心脏有问题，为了康复才开始跑步，但心脏的功能不足以保证他在运动时充分供氧，所以他是因为缺氧而出汗。

这和前面的两个病例一样，症结在心脏，这种出汗必须用人参类药物，因为人参是入心经的，而黄芪只入肺经、脾经。心气虚是虚的第二个层次，这时候要用到生脉饮——用人参、麦冬配五味子制成，其实正是通过改善心脏缺氧的问题来止汗。

第三个层次就是人参都不管用的时候，这就是心气虚久而及肾了，必须用到附子，甚至是硫黄，比如中成药黑锡丹这种入肾经的药物，就是通过从树根上进补来稳定心肺这样的树叶树枝。

但是，这种需要动用附子、硫黄的症状非常少见，算是重症。

很多出汗的人，就算肾虚也是初始状态，没必要用到这种重剂，前面我讲过的五味子就可以，因为五味子既入肺经、心经，还入肾经，只不过它的药力和缓，是平和的补肾药，所以清宫御医才会用它做膏给慈禧太后吃。因为御医伺候皇家，贵在安全。

对一般出汗多的人来说，取生黄芪10克、五味子10克、浮小麦20克，泡一杯茶，坚持喝一段时间，只要不是经常淋漓大汗，一般都能缓解。

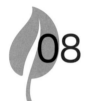

08 夜里出汗和白天出汗有什么不同

前面我们讲了，出汗可以帮助身体散热维持体温，是正常的生理机能，但过度出汗就是身体控制不住了，功能退化而"漏水"，这主要指的是白天的汗。

而夜晚出汗，就算出得少，也多是病理的，而且出汗的病理和白天出汗不同。夜里的汗是"盗汗"，之所以这么叫，因为夜里的汗是偷偷出的，像强盗一样，很多人醒来时才发现衣服是湿的，也有的人因为汗多而醒，不管是哪种，都是中医说的肾阴虚。

从西医的角度讲，在夜间代谢应该很低的情况下，人的代谢却异常地升高了，才会"逼"出盗汗来，所以治疗盗汗要在补阴的基础上清虚热，让代谢率降下来，有代表性的药物就是知柏地黄丸。

知柏地黄丸

知母和黄柏是清虚热的，这是两味入肾经的清热药。入肾经就是对着树根浇水，灭火，所以它们的清热力度超过入肺经的黄芩、入心经的黄连，因为苦寒力度很强，所以能用到知柏地黄丸的盗汗，一定伴有手脚心热、身体干瘦的特点，而且吃上一两周就要停或者减量，避免苦寒伤阳气。

如果仅仅是盗汗并伴有手脚心热这种虚热，可用七味都气丸，就是在六味地黄丸的基础上加上五味子制成的。五味子有收敛的功效，而且入肾经，其实也是帮助身体从根本上恢复保水的功能。

之前我遇到过一个盗汗严重的患者，吃了知柏地黄丸很久也没止住，显然不仅仅是虚火问题，而是已经肾虚到不行了，我让她改服六味地黄丸，配合五子衍宗丸，结果吃了三天汗就少了很多。

因为她除了代谢出现病理性的升高，还因为过高的代谢伤了树根，保水的功能降低了，用五子衍宗丸是为了保水。如果图方便，可以直接吃七味都气丸，它的方意就是六味地黄丸加五子衍宗丸。

当归六黄汤

夜里出汗和白天出汗的性质不同，一个是阴虚，一个是气虚，但有的人可以兼而有之，白天夜里都出汗。我就见过一名女性，生完孩子后夜里脚心热得睡不着，必须下地走路，会出很多汗，这显然是阴虚导致的盗汗。白天喝杯牛奶也能大汗淋漓，虚得根本控制不住。这显然也是气虚的自汗。但是她的舌头很红，这样的人不能单独补气止汗，因为补气药会上火，让舌头更红，内热更重。

好在我们的先人早就有了经验：金元时期的名医李东垣，创立了一个治疗这种矛盾汗出的方子——当归六黄汤：用当归配生地、熟地、黄芩、黄柏、黄连、黄芪煎服。其中黄芪是其他药物用量的1倍，前面的六味药都是滋阴泻火的，而且生地、熟地和黄柏都是入肾经的，可滋补肾阴虚这个内热的根基，在它们的基础上，用黄芪固表止汗，针对的就是既有内热虚火又气虚，无论白天晚上都爱出汗的人。

这个方子很快就让她的汗减少了，晚上也能安静地入睡了。

更年期盗汗用坤宝丸

还有一种盗汗，更年期女性比较高发。伴随着月经的停止，这个年龄的女性会潮热盗汗失眠，这其实也是50岁左右身体使用过度的结果。针对这种情况有个专门的药叫坤宝丸，其中有很多补肾的药物，可以将肾虚导致的盗汗、潮热、失眠一并治疗。

有人可能会问：男人也盗汗，可以吃"坤宝丸"吗？其实，无论是坤宝丸，还是乌鸡白凤丸、加味逍遥丸，这些人们印象中的"女用药"，男人都是可以吃的。比如乌鸡白凤丸，现在常用来治疗男性的慢性前列腺炎，因为慢性炎症会导致肾虚，乌鸡白凤丸就是从补肾的层面去补气血的。至于坤宝丸，可能男性比较少会用到，不是因为吃了它之后会变"娘娘腔"，而是因为男性的盗汗很少伴有潮热和失眠，一般服用七味都气丸或者当归六黄汤就可以了，这些其实就相当于男人的"坤宝丸"。

如果没严重到需要吃药止盗汗，可以用五味子和枸杞各10克，加桑叶10克代茶饮。五味子、枸杞都是补肾的，可以帮助身体保水。五味子是酸味的，枸杞是甘味的，中医讲"酸甘化阴"，酸味、甘味的药物配合起来，可以滋阴养血、生津补液。它们又都入肾经，所以可以直接补肾阴，肾阴不亏了，阴阳平衡了，也就不上虚火了。而桑叶的止汗效果非常好，不管什么原因的出汗，用桑叶来止汗都有加倍的效果。

09 总上火，可能因为你肾虚了

肾虚就是早衰，可能是全身的早衰，也可能是局部的早衰。早衰或者肾虚，都是身体使用过度的结果。但是，有一种使用过度是人们意识不到的，也很难和肾虚联系起来，那就是上火。

上火，通俗来说，就是生命之烛烧得太旺，加速了损耗，就是一种过度使用，对"一天当两天用，甚至当三天用"的现代人来说，这样的损耗比比皆是。之前我写过一本书叫《不上火的生活》，重印了很多次，始终卖得特别好，就是因为人人都觉得自己在上火。为什么会如此？

我们先要知道人为什么会上火。

上火就是功能异常增强，由此导致对身体的过度损耗，特别是对身体水液的使用过度。所以一个总上火的人，往往是偏瘦的，而且是干瘦，这在中医看来就是阴虚了。简单来说，阴虚就是水被火烧少了，这样的人容易早衰，因为阴虚就是对身体物质基础的耗损。

我总是说，人活着就是一支燃烧的蜡烛，阴虚就是蜡烛这个物质基础不多了，变短了、变细了，阳虚就是火苗不够亮。相比来说，针对火苗不旺的治疗比较简单，通过热药挑亮火苗就可以，而蜡烛不够却相对麻烦，因为蜡烛的补充需要时间，所以阴虚的治疗往往更为棘手，也是难以马上恢复的。

什么样属于阴虚呢？一般来说，"阳虚者胖，阴虚者瘦"，阴虚的人体内的水少了，所以怕热不怕冷，手脚心也是偏热的，冬天都不愿意放在被子里，容易口干舌燥，还容易上火。

我见过最容易上火的一个人是个30岁的女性，不仅不能吃煎炒的东西，就算走在街上，如果路过一个烧烤摊，闻了烧烤味，回家都会嗓子疼、上火。

中医讲"气有余便是火"，气指的就是功能，突然间遇到什么事情要应急的时候，身体会调遣出潜能，功能就可能多出来，气有余了，就会上火。按理说，这种上火是暂时的，毕竟是应急性的，偶尔发生，但现在人们上火很普遍，难不成是我们天天在应急？

是的，因为这个应急不是外来的因素，而是内里，是我们强迫自己去应急。

是什么在强迫我们？就是欲望。

我在《不上火的生活》里，提到过一个公式：**上火=欲望－实力。**

你的欲望和实力相差越大，上的火就越大。比如你的领导让你明天交两个设计方案，但所需材料下周才能到，你明天不交领导就会骂你甚至炒你的鱿鱼，你就会干着急，就要上火。

这种事看似偶然，事实上，我们每天都被超过我们实力的目标引导着，被欲望诱惑着，而且社会越发达，见识的东西越多，欲望也多。但是，实力却不是一天两天提高的，结果就是欲望与实力相差得更远，上火也就比比皆是。

当压力导致的上火成为常态，伤阴就在所难免了，久而久之就会伤及肾阴。火苗太亮了，烧得太旺了，蜡烛就要早早烧完，那个闻到烧烤味儿都会上火的女性就是如此，阴虚水少到点火就着的程度了。

虽然她的上火起因可能不是因为压力，可能是因为贪吃导致的胃火，先伤了胃阴，最后累及肾阴，糖尿病就是这样发生的。但无论什么原因导致的上火，发展到最严重时，都会耗竭身体导致肾虚，只不过有的人表现出的是她的这种病状，有的人表现出失眠、焦虑，总之都是虚性亢奋，都是对身心的过度使用。对这种情形，既要补足虚损，也要去火，甚至要借助药物来遏制欲望，减少身体的过度使用。

那个闻了烧烤味都上火的女患者，最后是通过补阴才把火去掉的，而且补的是肾阴，用的是天冬、生地之类的药物，补肾阴就是把蜡烛补得粗一点、长一点。这么做，往小了说是去火，往大了说其实是防止衰老，因为蜡烛烧光了，人就死了。所谓"蜡炬成灰泪始干"其实形容的就是人的生命，及时补足蜡烛，就是抗衰老，就是远离死亡。所以，中医经典《黄帝内经》才会说"奉阴者寿"，意思是，只有把人体之阴供奉保护得好的人才能长寿。也就是说，早衰的进补要补阴。

但想"奉阴"，补阴只是针对结果，还要去除病因，减少人体之阴的消耗，这就是降低欲望。

之前有报道称，韩国人把中药牛黄清心丸当保健品吃，大家觉得很奇怪，因为牛黄清心丸不比六味地黄丸，牛黄清心丸是清心火的，完全不是补药，不是补药怎么能当保健品吃？难道韩国人吃错了？

显然不是，如果没有受益也不可能成为当地的时尚，肯定还是解决了问题的，这就是清了心火。心火是什么？就是欲望，就是上火那个公式的被减数，是上火的诱因。

我一个朋友常年失眠，疫情中被隔离了，更是百无聊赖。有一天，她突然想吃北京稻香村的蒜肠，吃不到就百爪挠心，难受得不行，于是戴着口罩下楼去买，买完还没到家在路上就吃完了，人一下子就踏实了。是她的身体真的缺蒜肠？是我们说的胃喜为补？

不是，是她的心理需求，就是焦虑，在中医看来这是心火盛导致的。这种人如果不去心火，很可能吃成一个胖子，对他们来说，有效的减肥药不是泻药，而是牛黄清心丸，它不是作用在消化系统，而是作用在神经系统，通过抑制食欲减肥。

前面我讲过，知柏地黄丸与其他地黄丸不同就在于，用了入肾经苦寒的知母和黄柏，和牛黄清心丸一样，都是苦寒的。所不同的是，牛黄清心丸抑制的是旺盛的食欲，知柏地黄丸抑制的是病态的性欲。它们虽然都不是补药，但都有抗早衰的效果，因为欲望降低后，身体的消耗少了，亏空就少了，这时候再补肾阴才能有盈余。

从这个角度讲，韩国人把牛黄清心丸当补品也是说得通的，虽然没补，但是从"止损"的角度来说，保证了肾阴这个生命的库存，也具备了抗早衰的价值。

 **10　怎么辨认你上的火是实火还是虚火**

上火很常见，这是中国人最容易自我诊断、自己疗愈的一个医学概念，但很多人的去火药吃错了，甚至吃出了问题。

多年前，我的老师收治过一个肝腹水的患者，是名女性，才40岁，莫名其妙肚子就变大了，一检查发现是腹水，而且是肝病引起的。但是，她从来没有肝病，怎么好端端地就肝腹水了？

多家医院的多名医生都找不出原因，到我的老师这里，老师让她把近年来经常做的事、吃的东西认真回忆一下，写下来。结果发现，她居然一直在吃牛黄解毒丸！她用其来治疗便秘，而且吃了三年！这个病例后来被媒体报道出来了，题目是《牛黄解毒丸让人中毒？》。

其实，这是牛黄解毒丸背了黑锅，原本不是药物的错，错在她错误地用于去火。因为所有去火药性质都是寒凉的，长期吃都容易出问题，我之前讲的那个浑身大汗怎么都止不住的女孩子，就是因为吃了一年的清热解毒药，药效和牛黄解毒丸差不多。能犯这样的错误，就是因为没辨认清楚是实火还是虚火。实火可以直接去火，虚火就要补阴了，就算去火，也要在补阴的基础上进行。

怎么辨认是虚火还是实火呢？

历史上还有个著名的故事——李广射虎。这是记载在《史记》里的，原文是："李广出猎，见草中石，以为虎而射之，中石没镞，视之石也。因复更射之，终不能复入石矣。"

大概意思是，李广打猎的时候，突然遇到了老虎，他吓坏了，以为生命受到威胁了，马上拉弓射箭，一箭射中了老虎，就此躲过一劫。等到第二天白天，李广又去那个射中老虎的地方察看，才发现那根本不是老虎，只是一块像老虎的石头。因为当时紧张着急，力量超大，居然把箭射进了石头里！这个时候，李广再次拉弓射箭，却怎么也射不进石头里去了……

李广之所以那天晚上能超常发挥，就是因为当时着急了，也因为着急而"上火"了，由此调遣出了身体的潜能。这个超出平常能力的潜能，就是所谓的"上火"。

这些超出常规的能力和能量，如果无处施展，会以"火"的形式表现出来，和自然界火的状态很像。热、肿、痛、烦、燥都是热性的，类似于自然界中"火"燃烧时人被烫到的感觉，这就是实火。因为实火是应急性的，所以从病程上说相对较短，这是实火的特点之一。

另外，要有明显的诱因，比如吃得太辣、太油腻，超过了消化系统的应对能力，就会上胃火。胃火的典型表现是口臭、大便干、牙龈红肿，而且一般都有在一周内吃过重口味的食物。对付胃火要用黄连清胃丸或者黄连上清丸，之后泻几次肚，胃火就消了。

再比如穿得太厚、温度太高、天气太干燥，超过了呼吸系统的应对能力，这就要上肺火。肺火的典型表现是嗓子疼、口干舌燥、大便干。

感冒发热时，只要伴随有嗓子疼，大多是风热感冒，大多和肺火有关。这个时候可用的药有双黄连口服液羚羊清肺丸，黄连上清丸也可以，这个"上"指的是上焦，泻肚也是清肺火的好办法。

胃火、肺火是最简单的上火，不严重的时候不用吃药，通过饮食也可以去火。办法很简单，把梨和芹菜打成汁，带着渣滓一起吃掉。芹菜和梨都是入肺经的，纤维素很多，有很好的通便效果，因为肺与大肠相表里，通便就是给肺火釜底抽薪了。

如果是被人惹怒了，生气、暴怒，超过了情绪能应对的范围，这就要上肝火。肝火的典型表现是口苦、大便干，太阳穴胀痛。这个时候可以吃几天龙胆泻肝丸，大便通了，口不苦了，就要停药。

如果不想吃药，苦丁茶是很好的清肝火的药茶，苦丁茶很苦，每次用3克泡茶喝就可以了，还可以配上菊花10克，喝上几天，待口苦减轻了就可以停了。

如果遭遇了什么事情又解决不了，超过了心理承受能力，比如父母生病要赶紧回老家，结果机票、车票都卖光了，开车回家又遇到大雪封路，只能干着急，百爪挠心，这就要上心火。心火的典型表现是心烦、失眠、舌尖起疱、长口疮、小便特别黄。心火程度轻的，可以用导赤散；程度严重、心力交瘁的，可以吃几天牛黄清心丸。

除了吃药，还可以用竹叶和麦冬各10克，莲子心3克，一起泡杯茶，这三味药都是清心火的，待小便不那么黄了，就意味着心火减轻了。

胃、肺、心、肝上的火，多是实火，牵扯到肾的时候，就没有实火了，所谓"肾无实证"，和肾相关的病状一般都是虚性的，上火也是虚火。比如闻了烧烤味都上火、失眠的时候眼睛异常有神的人，肾虚才是他们上火的根源。

从阴阳平衡的角度来讲，"上火"就是"阳"绝对多于"阴"，火多于水，实火才是真正意义上吃去火药可以去掉的"火"；"虚火"则是阳相对多于阴，注意，是相对而不是绝对！**所以，去"虚火"必须在补阴的**

基础上去"火"，而且补阴比去火更重要！ 因此会用到地黄丸系列，或者是补肾的阿胶、肉桂，配上去火的黄连。

 **11 一边怕冷一边上火，该进补还是该去火**

上热下寒是怎么产生的

前面我讲的"上火"，是狭义的"上火"，是偶尔发作的嗓子疼、口腔溃疡、牙龈红肿。还有些人除了这些上火的表现，浑身是怕冷的，特别是腰腿以下，双脚终年都是凉的。

我之前遇到过一个电视台主持人，很瘦，为了上镜不敢吃，她的双脚即便在夏天也是凉的。她特意买了一种指甲油，是变色的，脚凉的时候是透明的，脚暖的时候，指甲油的颜色会变红。但自从她用上这个指甲油就从来没变红过，寒凉的程度可见一斑。但偏偏是这个人，很容易就眼睛红肿，而且经常口苦，一边上火一边虚寒，到底是该清热还是该散寒？

这种矛盾的情况，在中医来讲叫"上热下寒""上盛下虚"，根源是身体里的水不能升到上部，所以上半身，特别是头面部，总觉得在上火。

之所以水不能升上去，因为下面太寒了，没有火力把水蒸化，所以才有了这样矛盾的现象。

泡脚的妙处

这个问题已经被现在的医学研究发现，将其归结为我们太少接地气了，身体静电过多导致的细胞功能紊乱。

人们早就不怎么穿布鞋了，而是穿各种合成材质做成的鞋，地面要么是柏油马路，要么是方砖、木地板。鞋底、地面都是绝缘物质，我们很少能脚踏实地地接触土地，这就影响了身体上静电的消除。

天气特别干燥的时候，我们的手指接触到别人，或者接触到暖气等金属物体时就会放电。这是因为动作产生摩擦，静电蓄积太多了，而我们的身体缺少能引导静电下行的"地线"。蓄积过多的静电就会影响身体机能，其中就包括这种"上热下寒"。

说到"地线"，其实我们的经络中就有，双脚中心有个穴位叫涌泉穴，这就是肾经的发源之处。之前我讲过，中医的肾是身体这棵大树的树根，肾阴就是身体阴液的源泉，所以这个穴位才叫"涌泉"，是肾水的"泉眼"。

因为平时受凉，体质、火力弱，或者久不接地，影响了火力把从"涌泉"发源的水液蒸发到身体上部，所以水总是停在下面。而水属于阴，阴多了阳气就弱，所以这种人会特别怕冷，而且腰以下怕冷更为明显，这就是"下寒"。

水源不能上承，身体上半部缺水，火就显得多了出来，所以上半身就会火大，这就是"上热"。

"上热下寒"看似矛盾，其实根源就是下面太寒了，因此对它的治疗，绝对不是简单地去火，那样只会加重虚寒，而是要振奋肾阳，火力壮实了，才能鼓动水液上承。

治疗"上热下寒"就是要让脚暖起来，最简单的办法就是泡脚。现在很多人对泡脚很迷信，觉得"包治百病"，其实，泡脚的更大价值在于"引火下行"，就是让肾水不再冷，能被鼓动得上荣，实现水火相济。

用掌心搓涌泉穴

还有一个办法比泡脚效果更好，是用热的掌心搓涌泉穴。因为掌心是心包经的"劳宫穴"，这条经络和这个穴位都是热性的，搓涌泉穴可以增加肾经的火力，使心肾相交，等于将身体能量的运行形成了一个回路。

搓涌泉穴之后，还可以用吴茱萸贴敷涌泉穴。吴茱萸是热性的，可以鼓动肾经之水。很多人足底贴敷之后，口腔溃疡、嗓子疼、眼睛红肿、口干等问题都减轻了，甚至觉得早上起来嘴里感觉很清甜，这就是肾水得以上济，熄灭了虚火的结果。

交泰丸

中医有个名方叫交泰丸，治疗的是上热下寒、上盛下虚导致的失眠。这个方子只有两味药，黄连和肉桂，黄连是肉桂的6倍。用黄连是清上焦热的，肉桂就是鼓动下焦的水，类似于涌泉穴的按摩和贴敷效果，为的是让自己身体里的水去灭火，就此达到阴阳平衡。

如果你总是口腔溃疡、慢性咽炎、口干、口苦，可以用麦冬10克或者百合10克，配肉桂3克泡水喝。麦冬入肺经，慢性咽炎发作的时候可以用肉桂配麦冬。

有个经常上中央电视台"春晚"的女歌手，她的慢性咽炎非常严重，已经有点影响唱歌了。为了治咽炎，她常年用胖大海、青果泡水喝，几乎无效，但又没其他办法，只能这么将就着。

后来她找到我同学，一名中医科主任，我同学发现她非常怕冷，从舞台上下来，不管春夏秋冬都会马上披上军大衣，晚一点儿没有披上就会发脾气。这就是典型的上热下寒，下寒就是其症结所在。

我同学让她在药茶里加了一味肉桂，用10克麦冬配3克肉桂，就这么一直喝下去，咽炎好了很多，到后来索性连麦冬都不加了，只喝肉桂茶，慢性咽炎就这么简单地被控制住了。可见所谓的"上热"，问题出在寒上。

同理，如果你口干、口苦，可以把麦冬换成百合配肉桂泡茶喝，百合入胃经。这些药都是出自"交泰丸"的方意，这才是"上热下寒"的解决之道。

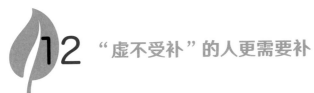

12 "虚不受补"的人更需要补

我们都听过一个说法"虚不受补"，意思是，虽然体质很虚，但是一补就出问题，就上火，无法接受补益之法、补益之品。

的确有这种情况，但是不是"虚不受补"就只能不补了？

绝对不是，因为"虚不受补"的人，往往更为虚弱，他们连接受补药的能力都没有，所以他们更需要补，只不过这个补需要技巧。从这个角度来说，"虚不受补"其实是对医生的提醒，而对患者来说，只要是虚都需要补，而且必须补。

"虚不受补"的两种情况

"虚不受补"有几种情况，最常见的是脾胃有湿气，身体里有脏东西，舌苔很腻。这时候如果进补，特别是补肾阴的药物，比如熟地、阿胶之类，容易导致"滋腻碍胃"，就是消化吸收不良，舌苔可能更厚，胃口也会变差。对付这种"虚不受补"其实很简单，"香砂"二字开头的中成药，都能帮助化湿开路。

吃了饭就饱胀的人，适合香砂养胃丸；大便不成形、粘马桶的人，适合香砂枳术丸；舌苔腻而且浑身无力的人，适合香砂六君子丸；舌苔腻、胃口不好的人，适合香砂平胃丸。

这些"香砂"系列的药物，是补肾阴药物的"开路药"，甚至是"伴侣药"，进补之前或者进补的同时吃，可以很好地预防"虚不受补"的发生。

还有一种"虚不受补"的人，身体非常瘦弱，免疫力特别弱，稍微一点儿风吹草动都会受到影响。因为他们的消化能力特别弱，而且还有阴虚，要么根本消化不了补药，要么稍微补点热药就上火，这就是比较棘手的"虚不受补"的情况了。

这种情形，张仲景早在《金匮要略》中已经提到过，他把这种情形称为"虚劳诸不足"。

中国古人少有肥胖的，也许是饮食因素，也许是劳作因素，以及对中医养生之道的遵守，肥胖者很少见，所以古往今来的中医方子中，也少有"减肥方"。如果有，也是后人根据肥胖的发病因素，将名方活用成了现在的"减肥方"。

尊荣人与虚劳人

古人将肥胖之人称之为"尊荣人"，具体形象是"骨弱肌肤盛"，就是骨骼小而肉多，大多是坐享其成、好逸恶劳的富贵之人。

与之相对应的就是"虚劳人"，干瘦、虚弱、各种酸软无力，好像什么地方都虚，动不动就伤风感冒，而且这类人有个关键病状：消化功能特别弱，所谓"饮食短少"，什么都不敢吃，吃多点儿就难受，这就导致他们更虚更弱，更容易并发其他问题。

张仲景专门为这种人开出了一个方子——薯蓣丸。

薯蓣丸里含的药物比较多，排在最前面的三味药，奠定了这个方子的主攻方向：薯蓣是用量最多的，薯蓣就是山药，之后是甘草和大枣。这三味药是为了濡养脾胃之阴的，因为这种人的脾胃已经干枯，没有津液滋养，怎么可能还有正常消化食物的功能？所以先要用这三味药滋养脾胃，让身体具备接受补药的能力，使身体能"受补"。

随其后的是生地、白芍、阿胶、麦冬、人参，也是滋养阴液、鼓动阴液的。这类人全身上下都是干枯的，更容易为风邪击中，所以又配上了针对风邪的防风、柴胡、桔梗、桂枝、豆卷、川芎，用来升提而散解风邪。这个"风"，既包括外感的风寒、风热甚至风湿，还包括因为阴虚而自生的风，这就是身体因为缺水而出现干燥瘙痒等各种皮肤问题。薯蓣丸是通过滋阴提气来祛除外邪的，其中滋阴是全方的基础，而且是滋肾阴，所以才重用山药，以山药命名。

山药是入脾肾二经的，是植物的根，深深地扎在土壤中，所以能最大限度地吸收养分。山药的种植是有讲究的，一般只能连续种一两年，之后要休养多年才能再种，因为山药对土壤养分的掠夺非常厉害，土地不经休养或太贫瘠，就无力长出好山药。

　　古代医家就是因为知道了山药的补肾功力，所以，在补肾经典药六味地黄丸中，山药是与补肾重剂熟地、山萸肉并肩的。薯蓣丸重在改善脾胃虚极的状态，所以才不局限于茯苓、白术这类只入脾经的健脾药，而一定要重用山药，是要从补肾的深度上健脾，先改善患者对营养的承受能力，再补充营养，所以薯蓣丸是虚不受补之人的专用补方。

　　适合吃薯蓣丸的人，有一个典型表现就是什么也吃不下，什么也不消化，怎么吃也不胖，在瘦的同时还非常虚弱。这类人又急需进补，所以必须借助能深度改善运化状态的药物来重建脾胃，把"不受补"改善为"受补"。

想增肥？可以吃参苓白术丸

　　怎么吃都不胖的人，比怎么不吃都胖的人还要痛苦，因为减肥办法有很多，但增肥的办法却寥寥。遇到这种为瘦发愁的人，我曾经推荐他们吃参苓白术丸，这是一种健脾药，是通过健脾增强身体的吸收功能而使人变得丰腴一些。

　　和参苓白术丸相比，薯蓣丸更能补到根基，针对的是瘦且干、缺乏水分、一点都不滋润的人。因为人参、茯苓、白术都是入脾经的药物。

薯蓣丸则以山药奠定补肾的基础，而且山药的健脾补肾，是在补气的同时滋阴，所以它的补益作用、滋养价值比参苓白术丸要大，特别是那种干瘦得已经伤阴，身体看上去水分就少的人，薯蓣丸才是他们的"菜"。

常吃山药，相当于服用薯蓣丸

遗憾的是，这种药现在没有对应的中成药，网上托名"薯蓣丸"的药大多与这个方子大相径庭，甚至曲解了张仲景的立方之意。其实，能代替薯蓣丸作为日常补益的就是山药，特别是产于河南焦作的怀山药。

《神农本草经》记载："山药以河南怀庆者良。"焦作古称怀庆府，北依太行，南临黄河，自然条件得天独厚，山药、地黄、菊花、牛膝并称"四大怀药"。正宗的怀山药色褐间红，质坚粉足，外形酷似铁棍，所以也称"铁棍山药"。这种山药的质地很紧致，不像一般的菜山药那样水分多，它就是靠这种紧致的质地才得以在结实的土壤中伸展生长的，这种紧致的质地也是对营养最大程度浓缩的结果。

几年前，我去浙江丽水的一家银行讲课，有个高管有严重的黄褐斑，而且斑点发黑明显，两个脸颊都被斑点布满了，看上去就是两个"黑脸蛋儿"。她就是典型的干瘦，而且什么也吃不进去，稍微吃点儿就饱胀，健脾药也没什么效果，因为她在脾虚的基础上，已经肾阴虚了。

她已经久病成医，自己也知道，只要吃一段时间的六味地黄丸，斑点就会好一点儿，但毕竟是药三分毒，她不愿意长期吃药，于是改吃山药，只要工作不忙，能回家吃饭，每天就蒸一段山药吃，斑点就会变淡，人也会变得滋润一些。这恰恰是张仲景描述薯蓣丸的功效："补诸不虽，滋诸枯槁。"

她显然是不知道薯蓣丸这种药的，但无意中借助山药这个"家庭版"的薯蓣丸滋养了自己。如果你是一个虚劳诸不足的人，不妨每天用山药代餐、加餐，因为山药既是补肾重剂，也是"药食同源"的食材，而且性质平和，没有上火、寒凉的问题，也可以用它补肾。最好能每天吃二三两，持之以恒才能有薯蓣丸的效力。

13 牙龈肿痛，因为你的"树根"动摇了

牙龈红肿疼痛就是上火了，这是人们的生活经验。也确实，当你吃多

了辣的、油炸的食物，第二天就容易牙龈红肿、大便干燥，这个时候就是有了胃火，最直接的办法就是服用黄连清胃丸、黄连上清丸这类含有大黄的药物。在通便的同时，牙龈红肿一般就好转了，因为胃火是可以通过通便而清除的。

牙龈肿痛也是一种虚

但是还有很多人，牙齿频繁出问题，牙齿松动，咬东西没力气等，就不能只想到上火了，很可能是因为虚。因为中医讲，"久病无实"，只要是慢性的、频繁发作的病，很少是实性的，也很少是上火，一定有虚损的根基。

这种牙龈肿痛、牙齿松动的人，虚在哪里？这就是阴虚，轻的是胃阴虚，重的是肾阴虚，因为牙齿是肾所主的。

胃经经过牙龈，所以胃的问题一定会影响到牙齿，而胃阴虚最常见的是胃火太盛，比如过饮过食导致的糖尿病，特别能吃等，既是胃火的原因，也是胃火的表现，所谓"消谷善饥"，这样的胃火会灼烧阴液，会造成胃阴虚。

如果血糖得不到控制，胃阴虚就会发展成肾阴虚，因为中医讲"久病及肾"，这个时候阴虚程度越深，牙的问题就越重。中医的肾是主骨的，牙齿就是广义的骨，牙齿无力的时候，往往是肾虚了，而且这时候的牙龈的红肿不严重，只是酸软，咬东西没劲儿，甚至牙齿松动，这些都是肾虚的表现。

张景岳与玉女煎

针对这种情况，中医有个名方叫玉女煎，是明代名医张景岳的方子，由石膏、熟地黄、知母、麦冬、牛膝组成。其中的石膏、知母是清胃火的，针对的是局部的炎症；熟地、牛膝是补肾阴的，要通过补阴使胃火不再炽盛，不再继续耗阴。两组药配合使用，牙齿过早松动、没力气咬东西的问题就减轻了。

这个方子给我们的最大提示是，不要一遇到牙疼就去火，单纯去火是没用的，甚至会折伤阳气，加重肾虚。因为单纯去火相当于消炎，它适合的只是急性、偶然的牙龈红肿，而无论是中医的去火药还是西医的消炎药，都是不能久服的，如果有长期的牙齿问题，一定要找到虚损的根源。

我曾经遇到一个孕妇，她怀孕后牙齿出了问题，因为怀孕不能吃消炎药，也不能治疗牙齿。我给她开的是生石膏30克，连翘、藿香各10克，生石膏先煎30分钟，再下后两味药，一起煎煮20分钟，将药汤放凉后频繁漱口。

她的牙齿问题就是靠这个药汤控制住了，没再加重。这个药汤取的就是玉女煎中清胃火的部分，因为她是急性的、偶然发作的上火，也就是西医所说的炎症，单纯清胃火就足够了。

提升免疫力才是关键

但如果牙龈肿痛频繁发生，而且酸软大于红肿，根源就是免疫力太低了。免疫力低，细菌才会在口腔中作乱，因为口腔是全身细菌病毒最多的地方，几乎可以说是全身最脏的地方，只要免疫力低，口腔首先出问题。单纯的清热消炎只能起到部分作用，必须提升免疫力才能从根本上抗菌，熟地、牛膝的作用就在这里。

口腔溃疡比牙龈红肿更常见，因为吃辣的、油炸的食物导致的口腔溃疡，同时多伴有大便干，用黄连清胃丸这类去火药就可以解决了，而让人困扰的是慢性的口腔溃疡患者，他们即便没吃什么上火的食物，也会溃疡频发，而且此起彼伏。

这种情况我会给出两种药，一种是补中益气丸，一种是六味地黄丸，因为这种溃疡是虚造成的免疫力下降导致的。

如果患有慢性口腔溃疡的同时特别容易疲劳，舌头胖大有齿痕，适合用补中益气丸；如果在溃疡的同时感到腰腿酸软，身体偏瘦，舌头也偏瘦，这就是肾虚导致的免疫力不足，就要用六味地黄丸。这和用玉女煎治牙龈肿痛是同一个原理，都是通过补来去虚火，消除慢性炎症。

需要注意的是：**这两种药吃的时候不要用水送服，而是要含在嘴里，尽量贴敷溃疡面，直到慢慢融化，融化后停十几分钟再喝水。**一来是给溃疡的局部上药，二来这些药物是可以通过口腔黏膜被吸收的。心绞痛时，硝酸甘油也是要含服的，就是通过口腔黏膜吸收药性。对慢性的牙龈问题、口腔溃疡问题，特别是上了年纪又有糖尿病这类基础病的，必须在清热的同时，兼顾补肾阴。

只不过玉女煎没有直接对应的中成药，可以在服用六味地黄丸这类补肾药物的同时，配合石膏、连翘煎的药汤漱口，每隔一个多小时漱口一次，也可以喝上3～5口，这样从效果上也就等同于玉女煎了。

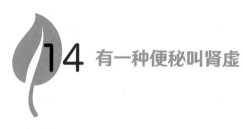

14 有一种便秘叫肾虚

想靠通便来减肥？痴人说梦

便秘很常见，尤其是现在人们又多了"排毒"的概念。想减肥的人，总觉得只要大便不通，毒素排不出去，吃的东西就会留在肠道里，人就容易变胖，于是想了各种办法通便。

的确，大便是排毒的途径，但绝对不是唯一的途径，比大便次数多的小便，以及随时可以出的汗，都是比大便更及时的排毒途径。

所以依靠通便减肥只是妄想，通过泻肚减掉的体重，基本上都是水。泻肚之后，只要喝一杯水，体重就会回来。只不过大便如果通畅，人在身体和心理上都会觉得轻松顺畅，而且已经有专家提出，根据现在人们的饮食情况，每天一次大便，不如每两天三次更好，这也是中医说的"六腑以通为用"。大肠就是六腑之一，它们的通畅才能保证身体的健康。

不是所有便秘都需要去火

但是，绝对不是只要大便不通就是有火了，就需要用去火药通便。

相反，去火药吃多了、吃久了，肠道就会变懒，自己不干活，单等着泻药来助推大便。所以大黄之类的去火通便药，一开始吃的时候，排便特别痛快，但很快就要加量，否则通便效果就不好了。这就是肠道对大黄这类刺激性通便药产生了依赖性。

更重要的是，很多人的便秘绝对不是上火，特别是上了年纪、身体不好的人，以及长期的便秘者。中医讲久病无实，持续很久的疾病或者病状没有实性的，都是虚性的。这些人的便秘是肠道无力推动导致的，严重者每次排便都会满头大汗，但排出的大便并不干，甚至仍旧是不成形的，这时候就需要用到补药，甚至是补肾药了。

补肾通便名方"济川煎"

有两个著名的补肾通便方子，其中一个是济川煎，这是张景岳写在《景岳全书》中的。

张景岳，人称"张熟地"，因为他擅长使用补肾的熟地而著名。当年有个地方闹饥荒，没有粮食，人们错将土茯苓当成了茯苓来充饥。土茯苓一般是外用的，用于祛湿清热，久服或者过度服用是要伤阴的，这些人原本就遭遇了疾患，又被土茯苓伤得更加虚弱。正好张景岳经过这里，马上让村民从地里挖来生地，把生地炮制成熟地后吃下，既可充饥，又补上了土茯苓所伤之阴，因为救人无数，就落下了"张熟地"的名字。

济川煎再次体现了张景岳驾驭补药的功力。济川煎的方子里没有一味泻药，有的是当归（9~15克）、牛膝（6克）、肉苁蓉（6~9克）、泽泻（4.5克）、升麻（1.5~3克）、枳壳（3克）。

其中的肉苁蓉、牛膝、泽泻都是入肾经的，是此药的主药，为的是"济川"，意思就是使肠道这条河不会因干枯而不能行船，通过补肾来润肠。当归是补血的，肾虚的时候，就是身体这个树根不稳了，树叶树枝都会受累，所以肾虚的同时难免有血虚的问题，而当归在补血的同时，还有润肠的效果。之所以用升麻和枳壳，因为中医讲，"肺与大肠相表里"，有些大便不通的人，是因为肺气不宣导致的腑气不畅。

我见过一个便秘的人，她的通便药很有意思，不是牛黄解毒片，也不是三黄片，而是感冒清热冲剂，就是我们感冒发烧时最常吃的那种解表药。因为她的便秘是肺气不宣，感冒清热冲剂宣了肺气，与之相表里的大肠也就腑气通畅了。

济川煎里用升麻枳壳就是为了宣肺气，这也叫"提壶揭盖"。这是我们的生活经验，茶壶盖子上一般都有一个小孔，为的是倒水时能顺畅流出，如果没有这个小孔，倒水的时候就要把壶盖揭开，水才能倒出来。宣肺通便的原理和这个很像。

我遇到的便秘患者，只要是长期性、习惯性的，我一般都会在"济川煎"的基础上变通一下：生白术30克，当归10克，肉苁蓉10克，升麻8克。

白术是健脾的，我们用来健脾燥湿时，一定要用炒白术。如果用来通便，一定要用生的，没炒过的白术燥性低，保留了它通便的效力。

硫黄也是一种救命药

济川煎这个补肾通便的方子适用性比较广，还有一个补肾通便的方子，就比较极端了，这个方子用到了硫黄。前面我讲过一个大汗不止的病例，曾用到黑锡丹，其中也含有硫黄，到用硫黄的时候，身体的火苗已经非常微弱了。

纪晓岚在他的《阅微草堂笔记》中，讲过一个花匠养花的绝招。花朵一般都是在春夏开放的，冬天如果能开花，自然可以卖个好价钱，特别是春节的时候。纪晓岚是清朝乾隆年间的人，那时候交通不便利，南方的花很难运到北方，为了让鲜花提前开放，花匠就把硫黄埋在根子旁边，于是花朵就在冬天绽放了，只不过开过了这一季，就不可能在春天再开了。

为什么硫黄有这种作用？因为硫黄本身就是一味中药，是补肾阳的重剂，补肾阳就相当于补充能量，之所以能让花提前开，正是因为补充能量促进了它的早熟。

对于肾阳虚弱到极致、生命之烛已经很微弱的人来说，硫黄就是一种救命药，它能很快拨亮蜡烛上的火苗，帮助衰弱的人排便。有一种药叫半硫丸，它只有两味药，一味是半夏，一味是炮制过的硫黄，用生姜汁同煎后做成丸。我们在药店里就可以买到，它用于治疗肾阳虚到极致、手脚冰凉，身体连排便的气力和火力都没有的人。这类人热不仅大便不通，而且小便也不通了，因为中医讲"肾司二便"，肾虚到极致时，这两个关口就要"失守"，大小便都控制不住。尿闭、便秘都是"失守"，只是方向不同的"失守"而已，到这种程度时，已经非补肾不能让功能还阳了。

说到这里，我想起我刚上大学时的一件事。我爷爷当时八十多岁，因为前列腺增生尿不出尿来，只能插尿管排尿，为此找到了《伤寒论》大家刘渡舟教授，当时他还在北京国医堂出门诊。

刘老开的方子里有红参和附子，我叔叔稍微知道点儿中医知识，就问："这么热的药不更上火、更尿不出来了吗？"刘老的原话我记不清了，意思是我爷爷不是因为上火尿不出来，而是因为没火才尿不出来的。

果不其然，那个方子吃了一天，爷爷一直插着的尿管就自动脱落了，而且居然是被小便冲脱落的！学了中医后我开始猜测，刘老当年也许遵循的就是半硫丸的方意吧，因为附子就是入肾经的，只不过其温补的力量在硫黄之下。

15　失眠：过亢的精神，来自过虚的肾

黄连阿胶汤：专治急性失眠

现在失眠的人非常多，但说到失眠，人们可能想不到和肾虚有关系，因为失眠是一种过度亢奋的状态，既然是亢奋，就不是虚，而是过强，而且翻看所有的补肾药的说明书，也很少能发现有安眠的作用。

是不是失眠真的和肾虚没干系呢？绝对不是，就此我先讲一个例子：

1903年，章太炎和邹容这两位进步人士因为发表了反对当局的文章而

被捕。章太炎曾经沧海，对此还能平静面对，但邹容年轻气盛，无法接受这个结果，在监狱里多日失眠，直到几乎身心崩溃的程度。章太炎懂一点中医，根据邹容的症状，觉得他就是《伤寒论》中一个方子适用的病症，这个方子就是黄连阿胶汤，专门治疗这种急性失眠。就托人买来黄连和阿胶，几服药下去，邹容就能安睡了，焦虑的状态也慢慢改善了。

黄连是苦味的，不是补药，中医常用来清心火，就是抑制过度的兴奋，用来治失眠还能说得通。阿胶是做什么的？阿胶是入肾经的，侧重深度补血养阴，是一种典型的补肾药，用补肾药治疗失眠能起什么作用？就是收纳浮越在外的心神。

中医讲，人入睡的时候，心神要归入心血中，这叫"阳入于阴"，心神是阳，心血是阴，阴阳融合了人才能安眠，相当于神经从白天的兴奋状态转为抑制状态。这就要求心血充足，心神才能有"广厦"可以安居。补肾药就是从最深层保证血不虚，给心神建一个宽敞的大房子，所以它是治疗失眠离不开的一种药。

黄连阿胶汤治疗的失眠类型在现在更多见，特别是年轻人，因为生活中的各种刺激使他们的心火长期处于过盛的状态，而过盛的心火又会耗竭阴血，久而久之，他们就要因为肾阴虚而失眠了。

这种失眠有个特点，患者眼睛异常有神，像动画片里梅花鹿的眼神，特别敏感，经常处于受惊状态，而且嘴唇容易偏红，即便是男性，嘴唇也很红艳。有经验的医生一看就是失眠患者，因为眼神是浮越的，甚至早就被西医诊断为"神经官能症"了，他们想要安眠，必须要从肾这个根基上补阴。

那些多梦的人也需要补肾

有的人虽然不失眠，但梦多，每天做梦做得乱云飞渡，像电视剧一样，早上醒来的时候还沉浸在梦里的情节中，甚至情绪低落，没精神。

人都是要做梦的，智力有问题的人才根本无梦，只不过并不是所有的梦我们都记得，只有在深睡眠中突然醒来时才会记得。虽然我们都做梦，但只要早上醒来后不会因为这个梦影响精神状态，就不是问题。如果梦醒了之后感觉很累，这就意味着睡眠中过度兴奋了，同样属于心神不安的范畴，同样要配合使用清心火和补肾阴的药物，让过亢的心神有所归属。

对这种肾虚导致的失眠者来说，黄连阿胶汤是不良反应最少的安眠药，因为西药中的安眠药，是不管三七二十一全力抑制你兴奋的神经，虽然你睡着了，但是导致神经兴奋的原因并没有去除，阴虚、心神没有地方住的问题还在，所以想不失眠只能每天坚持吃药，离开了安眠药还会继续失眠。

而中医其实没有安眠药这个概念的，无论是黄连、阿胶还是酸枣仁，平时吃了也不会像安眠药那样，服药后半小时就能睡着。就算你早上喝黄连阿胶汤，早上喝酸枣仁泡的茶，也是到了晚上该睡觉的时候才会有困意，才会睡着。中医的安神药是去除导致失眠的原因，而不是生生靠抑制药把你"打蒙"，强行抑制你的神经。因此，失眠者对中药没有任何依赖性。

黄连阿胶汤的不同组合方

黄连阿胶汤的组方很简单，包含黄连、黄芩、白芍、阿胶。只要在失眠的同时，舌尖很红，而且伴有心烦，白天坐立不安、有点焦虑状态，这个方子里的药物就可以全部配齐，也可以用黄连5克配阿胶10克熬成药汤服下。如果身体偏瘦，舌头也是瘦且红的，可以再加个鸡蛋黄。

鸡蛋黄也是补阴的，我们小时候咳嗽不好，而且干咳无痰的时候，家里会用白糖冲鸡蛋来喝，喝几次咳嗽就缓解了。这就是通过补阴润燥来止咳，黄连阿胶汤里原本也有鸡蛋黄。

做法很简单，用黄连5克、白芍10克，煎汤之后去渣，冲阿胶和鸡蛋黄，加点冰糖调味就可以了。虽然黄连很苦，但苦得很正，关键是这种药汤吃下去，心里很清凉，很快就不那么心烦意乱了。

除了这个黄连与阿胶的组合，还有一个组合更简单，很多中医院的神经科会开给失眠的住院患者服用，这就是前面提到的交泰丸，其中黄连是肉桂的6倍，可以用12克黄连配2克肉桂。黄连负责把躁动的心火引下来，肉桂负责把冰封的肾水鼓动上去，这样水火才能相济。因为黄连很苦，医院会把这两味药都压成粉末装在胶囊中，让失眠的患者吃，它的效果比安眠药还要好，第二天会感觉很舒服。交泰丸不是安眠药，但它去除了导致失眠的原因，由此等于根治了失眠。

这里我们讲的失眠，是肾虚导致的失眠，这是常见的一种失眠类型，但并不是所有失眠都可以用上述办法和药物治疗的。能通过补肾而治的失眠，一定要有上热下寒的表现，这个上热很重要，就是心烦，舌尖红。如果没有心烦，舌头颜色很淡，人也特别疲劳，而且越累越睡不着，那往往是脾虚血虚导致的失眠，需要的就是人参归脾丸这类药物了。

16 为什么熬夜会猝死，而失眠不会

熬夜剥夺了心脏的休息时间

我们常听说有人因为工作太忙，经常加班熬夜，年纪轻轻就猝死了！显然，缺觉是影响健康的大问题。但是，同样是缺觉，同样是睡眠不足，为什么失眠的人少有猝死问题？虽然他们都要每天忍受失眠的痛苦，白天同样没精打采。

原因很简单，失眠只是单纯缺觉，而熬夜是缺觉加心脏超负荷运转。

熬夜之所以常常熬出问题，除了睡眠不足，缺觉还会影响身体内各种激素的分泌，影响身体的代谢周期。还有一个问题是，人在熬夜的时候大多都没闲着，虽然熬夜多是做案头工作或者躺在床上追剧，身体没有大的动作，但心脏没有休息。尤其是那些加夜班的人，更是高度用脑。

我说过多次，大脑虽然只占全身体重的2%，但一旦用脑，大脑的能量消耗要占全身的25%，这个能量由谁推助？就是心脏。

心脏要持续工作，才能维持大脑的供血供氧供能，也就是说，虽然你躺着或者坐着，但心脏的负荷一点儿都不比白天上班时候少。

我们晚上睡觉时，虽然心脏也在跳动，但受副交感神经的支配，晚上的跳动会缓慢一些，心脏也就借着睡眠得以休息。而如果你在熬夜，而且大脑不闲着，心脏就连这点儿休息的机会都被剥夺了。如果之前有心脏问题，甚至一些不知道的隐患，就可能因为心脏的持续加班而"抛锚"，猝死就是这样发生的。

心脏受伤，也会殃及肾

曾经有个上初三的女孩，因为病毒感冒引发了心肌炎，医生嘱咐她要多休息。可是临近中考，家长怕她耽误复习，觉得只要她不上体育课就算休息了。于是孩子每天坚持上课，后来发展到胸闷严重、呼吸都困难了才去医院。做了B超检查后，发现孩子的心脏已经扩大了两倍！这就是因为已经有炎症的心肌，每天仍旧在给大脑加班供血，被累得濒临衰竭了。

你会问，伤的是心脏，和中医的肾有什么关系？

前面我讲过，"久病及肾""重病及肾"，无论是哪个脏腑受损、哪个器官过度使用，最终都会殃及中医中的"肾"，殃及大树的树根，心脏更是如此。

简单来说，心脏病初起、病情轻的时候，如果去看中医，可能辨证是"心气虚""心阴虚"，往下发展，病情加重，就要给出"肾气虚""心肾阳虚"的诊断了。

参附汤：心力衰竭的中医急救方

我有个同事，她的婆婆因为心脏病住院抢救，西医的诊断是"心力衰竭"，腿脚都水肿了。老人病情稳定后才让他们探视，她回来跟我说，看到她婆婆时，她吓了一跳，婆婆整个人变黑了！而之前，一直是个白胖的老太太。

心力衰竭虽然是重病、急病，但在一百多年前，西医进入中国之前，中医也是有办法进行急救的，否则中国也不可能成为泱泱大国。急救是分层次的，由于心力衰竭突发的休克，可以用独参汤，就是单独用一味人参，大火急煎之后给患者喂进去。因为人参是入心经的，直接助力心肌，类似现在西医抢救时的"强心针"。

如果这个人救了回来或者没发展到心源性休克的程度，就要用另一种药，就是参附汤。

参附汤是用入心经的人参，配入肾经、能补肾还阳的附子，治疗的就是相对慢性的心力衰竭。慢性心力衰竭的人呼吸困难、大汗淋漓，腿多是水肿的，不能平躺，四肢不温，这是心脏无力泵血，同时血液也回流不到心脏导致的，因为不是急性休克，所以还有机会及肾，有机会显现出肾虚的表现。我同事的婆婆就是"久病及肾"的典型，脸色就是因为肾虚而变黑的。

心脏失去了生命根基的托底，孤军奋战而不支时，就要"阳气暴脱"，所以在用人参补心的同时，必须配上附子补肾，于是就有了这个参附汤。如果注意观察，用这种药物的人肤色往往已经发黑，显现出肾所主的黑色了。

说了这些，是想通过心脏病的发病轨迹提醒熬夜者：**熬夜是伤心脏的，心脏受伤日久会殃及肾，你身体的树根就要不稳了。**所以那句话是有道理的："你熬的不是夜，而是命。"再具体一点说，熬夜熬的是"肾"这个"命根"。

 **17** 冰啤酒差点毁了著名歌手的演唱会

中医治病养生过程中，最常听到的一句嘱咐是：忌寒凉。不管理什么时候，不管男女老少，可能都被中医这么要求过，就算没有特殊嘱咐，也从没有一个中医让你靠凉水或者冰块降温去火。这一点和西医绝不相同，西医在处理发热和急性扭伤的问题时，都会用到冰块降温、止血。

为什么中医这么讲究忌寒凉？就像我前面说的，中医是一门"能量医学"，最重视身体的能量平衡，寒凉消耗的就是能量，这就是中医说的寒凉"直折阳气"，而且会伤到阳气的根子——肾阳。

一根冰棍吃出的心梗

今年夏天的时候，有一则新闻报道说，来自浙江的50岁的张先生，吃了一根冰棍后2小时，突发心前区剧烈闷痛，大汗淋漓。急送医院后，心电图检查提示是急性ST段抬高型心肌梗死，1小时内急诊紧急手术开通血管，手术中发现前降支近段完全闭塞。医生紧急进行前降支血栓抽吸，并植入支架，胸痛症状才明显缓解，因此救回一命。

一根冰棍就能吃出心梗？这个真的有可能！

在心肌梗死的诱发因素中，寒冷是重要的一个。 曾经有心脏病专家为心绞痛的发生描绘了一个经典场景：酒足饭饱地从温暖的室内走出，走上过街天桥，在飘雪的冬夜深深吸了一口新鲜空气，点燃一根烟，这个时候开始胸痛了——此时发生的胸痛，心绞痛的可能性最大！因为它满足了诱发心梗的几个条件：**酒后、饱餐、运动、寒冷。** 这些都会加速心跳、增加心肌用血，如果之前有血糖高、血压高的问题，血管本就不畅通，在需要紧急用血的时候供不应求，心肌就会因为缺血而疼痛，这就是心绞痛。

心绞痛如果没能缓解，接续发展就是要命的心梗了。张先生的冰棍吃进去，血管收缩，心率加快，这些诱发了心梗。

除了吃冰棍，突然进入很冷的房间，吹了风扇或者洗了冷水澡，这些都会影响到心脏，特别是原本就有高血压、高血脂、高血糖的人，受凉就是压倒骆驼的最后一根稻草。

而这只是寒凉"直折阳气"的例子之一。

男性同样需要忌寒凉

很多人以为，忌寒凉是女性才讲究的，其实寒凉是人类共同的健康大敌。因为人是恒温动物，我们吃东西、吸收营养的第一个目的，就是维持体温的恒定。只有在正常体温下，参与我们各类生理活动的生物酶才能工作，我们之所以在吃了冰凉的食物，特别是冷的肉类后会不消化，就是因为低于体温时，消化酶就不工作了，于是食物滞留在了胃肠里，导致了消化不良。

无论是寒冷的刺激还是寒凉的食物，应对它们时，身体为了保证各种功能的正常，就要拼命增加能量的产出来维持体温，这样"加班"工作，久而久之就累垮了，就要伤及阳气。这里说的阳气泛指身体的各项机能。阳气虚到一定程度就要肾阳虚了，生命的根基就动摇了，由此会引发一系列问题。

有个著名歌手在准备演唱会的时候开始咳嗽，而且越来越重，吃了各种止咳药都无效，最后发展到连一首歌都唱不下来，中间几次被咳嗽打断。他找到了我同学，中日友好医院中医呼吸科主任张纾难。张主任发现，这个歌手的咳嗽是典型的《伤寒论》中"小青龙汤"的适应证，是很严重的寒性咳嗽。

这么重的寒气是从哪里来的？他问这个歌手："平时有什么特殊饮食喜好？"歌手说："没什么特别的，只是每天都喝冰啤酒。"病因找到了！就是冰啤酒从根子上影响了肺气，作为"娇脏"的肺气，因为寒凉所闭而不得宣发，才会不断咳嗽。

张主任嘱咐歌手，马上停掉冰啤酒，如果一定要喝酒的话，可以喝白酒或者黄酒，同时开出了小青龙汤。一个星期之后，几乎要搅黄演唱会的咳嗽终于减轻了，至少可以让这个歌手完整唱完一首歌了。

为什么冰啤酒会成为肇事者？因为啤酒本身就是寒凉的，冰啤酒更是如此。夏天很多人喜欢喝着冰啤酒，吃着小龙虾、香辣蟹，第二天早上起来，脚趾红肿，疼痛难耐，去医院一查才知道这是痛风发作了。

按照西医学所说，啤酒和海鲜，特别是硬壳类的海鲜，都是嘌呤含量很高的食物，凑在一起就诱发了痛风；从中医角度讲，无论是海鲜还是啤酒，都是寒性的食物，而痛风就是阴寒所致，这名歌手喝的还是冰啤酒，对阳气的损伤更大。

我在朋友圈里说起这件事时，不少"酒鬼"纷纷出来介绍经验，他们的经验是：喝了冰啤酒，第二天准咳嗽，如果是白酒或黄酒，绝无咳嗽的问题。

在很多孩子身上也有类似的情形发生：只要吃了冰激凌，即便没有着凉，第二天也会咳嗽。因为冰的食物经过咽喉的时候，寒凉导致了局部黏膜的血管收缩，血管收缩影响了局部的水液供应，咽喉部黏膜缺水就会咳嗽，缺水严重时就会损伤黏膜，这就给细菌、病毒的入侵打开了方便之门，细菌的并发感染会紧随其后。我们经常看到一些孩子，仅一根冰棍就把一场咳嗽带起来了，而这场咳嗽甚至可能发展为肺炎。

小青龙汤：专治虚寒感冒

小青龙汤的组方是麻黄、芍药、细辛、炙甘草、干姜、肉桂、五味子、半夏。它治疗的是内里虚寒之人的感冒咳嗽。虽然是感冒，但一派寒凉之相：恶寒发热，头身疼痛，无汗，喘咳，痰涎清稀而量多，头面四肢浮肿，舌苔白滑，一般是老年人或者体弱者慢性肺部疾病的急性发作。

与其他治疗咳嗽的方剂药物不同就在于，小青龙汤里用的都是温热的药物，而且用了入肾经的温肾药——细辛和肉桂，针对的就是寒凉太过殃及肾这个命根时出现的各种症状。这名歌手就是用此方调理后治愈咳嗽的，可见冰啤酒的寒凉之重！

现代人讲究养生，追求各种新奇的吃法，在这个过程中，经常忽略"忌寒凉"这个最基础的养生要求，而这恰恰是古往今来的健康长寿者，从不触犯的生活戒条。

唐代柳宗元的堂兄柳公度，活到了80多岁，在那个平均年龄不过40岁的年代，绝对是高寿了，他的养生经验也因此被记载在《旧唐书》中："公度善摄生，年八十余，步履轻便。或祈其术。曰：熟生物，暖冷物，气海常温耳。"

柳公度养生的一个重点就是：**不吃寒凉生冷的食物。**他就是靠这一饮食原则，保住了肾这个命根。

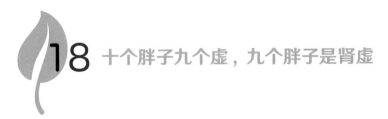

18 十个胖子九个虚，九个胖子是肾虚

不吃碳水化合物的代价

肥胖已经是现代人的通病，很少有人不在减肥中。之所以肥胖高发，首先是食物极大丰富，每种食物吃上几口，一天的热量也超标了。还有一个原因是运动量少，从热量上讲，身体的摄入大于消耗，脂肪就囤积了下来。从中医的角度讲，运动少，人的阳气就弱，阳气不能蒸发脂肪，人就越来越虚胖。

阳气就是身体的活力，也包括代谢能力。和我们的先人相比，人们变胖的关键原因之一，是阳气越来越虚。造成这个结果的，就是减肥过程中的饮食错误。

首先是不吃粮食，不吃碳水化合物，只吃蛋白质。因为很多明星这样做，普通人也就照搬。从减肥的角度讲，这个效果可能不错，但背后的代价可能无人注意到。

每种食物吃进去之后，身体要对食物进行消化、吸收、代谢转化等，这个过程是需要消耗能量的，消化不同食物所消耗的能量也不同。

脂肪类食物可消耗是本身产生能量的4%，碳水化合物为6%，蛋白质特别高，可达30%。也就是说，如果你吃的是高蛋白的肉类，这个肉类所含能量的三分之一都会被消化掉。蛋白质的这个特点，被减肥人群抓住了，他们觉得："这不就离吃了也不胖很近了吗？"特别是在减肥之初，效果十分显著。因为身体要费劲巴拉地才能把蛋白质消化转化为热量，这个路径比从碳水化合物转化为热量要长。

但是，如果每天只吃这种食物，身体为此花费的成本就很高，就算是营养学家，也要求碳水化合物是每天食物的最大组成部分，而不是蛋白质，他们甚至给出了一个比喻：人活着就需要能量，吃东西就是为了补充能量，如果靠吃蛋白质补充，相当于你把家里的红木家具烧掉来取暖，这个成本太吓人了！

想减肥，先补肾

可能你会说："我有钱，烧得起红木！每天日本和牛、海参也吃得起。"

但有个问题不是钱能解决的，这就是你的身体加工这些食物要付出的代价，远远超过加工碳水化合物的代价，久而久之身体就被累虚了，这个虚就是脾虚。

脾虚日久就要及肾，就会导致肾虚。肾虚是阳虚的最深状态，这个时候，身体的代谢率就要降低，脂肪代谢不出去，人就胖了起来，而且随着年龄的增加，代谢率本就会不断下降，如此一来就会越来越胖，越胖却越虚。

多年前，上海的中医研究者研制出一种抗衰老的中成药，其中主要成分是补肾药。临床试验中，一些有明显肾虚症状的人来接受实验，实验完成之后发现，这些人不仅不那么怕冷了，腰酸腿软等肾虚的典型问题也减轻了，身材也比以前紧致了，都变瘦了。

从那时候起，人们意识到，减肥不能通过清热解毒的药物泻肚，而是要靠温热的补肾药，通过增加代谢来消耗脂肪，而身体的代谢能力就是阳气。

缺乏日晒也会变胖

除了饮食、运动的因素之外，还有一个是让我们发胖的原因，也是医学界的最新发现，就是日晒。研究表明，缺乏日晒也会使人肥胖。

从西医的角度讲，维生素D能与胰岛素的受体结合，影响胰岛素的分泌，从而帮助我们有效控制血糖。血糖能被及时消耗掉，无法转为脂肪囤积时，人就变瘦了。从这个角度来说，维生素D有助于我们减肥。

我们身体里的维生素D，是由胆固醇转化而来的，只要皮肤受到日晒，胆固醇就要转化为维生素D，开始动员血糖。如果你总是不晒太阳，胆固醇无从转化，不仅血脂会增高，脂肪的代谢也会降低，人就会变得白胖白胖的，这就是中医说的"尊荣人"。

这种人过去主要见于富贵人家，吃得好，动得少。他们一边胖着，一边虚着，这个虚就是阳气虚，虽然物质条件优越，但更容易生病。究其原因，除了好逸恶劳，就是缺乏日晒。

　　而那些地里耕作、海边打鱼的穷人，不仅皮肤黝黑，而且少有肥胖者，多半很精壮。体力劳动是一方面，日晒是更重要的原因，日晒帮他们去除了血糖、血脂增高的问题。

　　"万物生长靠太阳。"中医讲"天人相应"，阳光是人体阳气的最直接补充来源，很多阳虚怕冷的人，中医除了开些补肾药，还会嘱咐他们经常晒晒后背，因为后背是阳经所过之处，晒太阳就是不花钱的补阳助阳药。

　　只可惜，现在的人出于护肤美白的目的，不敢日晒或者没空晒太阳，觉得吃维生素D就可以代替了。事实上，这之中有几个问题：

　　因为维生素D是脂溶性的，只有脂肪含量高的食物才有，比如海鱼、鱼子、动物肝脏、蛋黄等。鱼肝油中就含有丰富的维生素D。对于已经肥胖、怕胖的人，这些高脂肪食物多是他们避而远之的食物，他们会转而求助于瘦肉和奶类。遗憾的是，瘦肉、奶类中维生素D的含量很少，而同样脂肪含量高、被认为是健康食物的坚果，只含有维生素E。

　　所有植物类食物几乎都不含维生素D，所以通过吃坚果根本无法获取维生素D。

　　至于吃维生素D的补充剂，则要严格掌握分量，因为维生素D是脂溶性的，不像水溶的维生素C那样，就算吃多了，也很容易跟着尿液排出。脂溶性的维生素如果服用过量，会沉积在肝脏中，因为很难排出，所以容易诱发中毒。

鉴于此，最安全的补充维生素D的办法就是日晒，而且是不能涂抹防晒霜的那种日晒。

最佳日晒时间

怎么能既不晒坏皮肤，又让身体合成维生素D？

可选择两个时间段进行。夏天的时候，上午9点以前，下午4点以后；如果是秋冬季节，上午10点以前，下午3点以后。

充分裸露皮肤，保证接受20～30分钟的日晒，一天所需的维生素D就补足了。但需要注意的是，维生素D只是阳光的价值之一，中医所说的阳气，远不是补维生素D就能解决的，如果是那样，维生素D早就成了抗衰老补肾的专利了，但它并不是。

 **19　输了营养液，她为什么变得更虚了**

现代人的营养状况明显要比以前好，甚至有些人已经营养过剩。但是，在这样的营养状态之下，很多人反而体力更差更虚了，为什么？那些吃进去、补进去的好东西都到哪里去了？

我先讲一件事。

我有一个朋友，因癌症导致肠梗阻，长时间不能吃东西，身体很瘦很虚，只能住院了。为了保证营养，医生给她开了静脉输液的各种蛋白质、脂肪乳、维生素，但输了几天后，人变得更虚了。以前不能吃饭也没输液的时候，还能出去走走，输了营养液反而卧床不起了。

我去医院看她，她头顶上的输液器，源源不断地把白色的营养液输进去，几乎整个白天都在输，她却虚弱得连话都懒得说。我第一个感觉是：她的身体已经没有利用营养的能力，根本运化不了这么多营养，她是因为营养过剩才虚的。

她住的是西医院，中药制剂很少，唯一可选的是一种人参为主的注射液。我建议医生试试这个，医生同意了，当天就用了这种药。第二天我给她打电话，她没接，我一下就紧张了，以为新加的药物使病情发生了变化……半个小时后她回电我，声音已经不是之前有气无力的样子了。她告诉我："刚才出去遛弯了，输了那个有人参的药之后，居然满血复活了！"

她的肠梗阻一直都在，一直靠输营养液维持，但因为用了人参，输注营养液后虚弱无力的问题没再出现了。

因为人参常年位于中医补气养阳药的榜首，入肺、心、脾经，也是一种可以补到大树树根的药物，所以能帮助身体将补进来的营养很好地化生为气血，即便不是癌症患者，也是很多人的刚需。

现在的人总是累、疲劳，不是因为营养少，而是营养摄入超过了身体的使用能力，营养变成了负累，才是虚和累的原因。

我们的体力、精神状态，靠的是气血的推助，其中最关键的就是心脏。心脏就相当于人体这辆汽车的"发动机"，每个人心肌的力量不同，发动机的排量也不同：运动员的心脏排量可以达到1.8，而且他们经常运动，身体不胖，1.8排量的发动机带的可能是"高尔夫"级别的轻巧车体，很轻松，所以运动员很少有疲劳的状态。

现在人普遍运动少，心肌能力缺少锻炼的机会，用进废退，自然越来越弱。我有一个朋友是典型的白面书生、宅男，他去体检时做心脏B超，医生一看就问他："你是不是从来不运动？"他很奇怪，医生怎么知道的？医生说："因为你的心脏像从来没开发一样！"有一次去西藏，同行的人都有高原反应，唯独两个人没有，一个是他，另一个是个老烟民。

其实，没有高原反应并不一定是身体好的表现，可能是因为他们耐受缺氧。这个本事从哪里来的？因为他们平时一直处于相对缺氧的状态下。我这个朋友是因为长期不运动，心脏泵血的能力弱，血液长期的负氧不足，而那个老烟民则是因长期吸烟影响了肺功能，氧气一直吸入不足。两个人没来西藏的时候，身体的缺氧状态和来了西藏差不多，真到了西藏，自然没有高原反应了。

我们身边的很多人，都有类似的问题。原本1.8的先天排量，随着年龄的增长和生活方式的影响，可能已经降到了1.6了，但另一方面还营养过剩着，这就导致了肥胖。也就是说，1.6的发动机要带动一辆奥迪甚至奔驰那样庞大的汽车，疲劳就是"小马拉大车"的结果。

生活越安逸，运动越少，营养越足，人越容易虚，越容易累。因为心脏这个发动机，越有可能和你的身体不再匹配。这和静脉输注营养液后反而更虚的患者是一个道理。对此只有两个办法，一是减少营养的补充，别再一味地增加车身的体量，同时要借助补气的药物，增加"发动机"的排量，这样才能"点阴成阳"，确保汽车正常行驶。

"点阴成阳"是中医的概念，其中的"阴"，指的就是我们吃进去的营养，特别是肉类，它们富含蛋白质、脂肪，是身体结构的基础。"阳"指的是这些营养吸收之后产生的身体功能和能量，借助这些，我们才能活下去。

如果你吃进去的营养过多，而且"含金量"太高，比如高蛋白、低碳水的食物吃多了，照样也会变胖。因为消化蛋白质时的能耗，是它本身所含热量的三分之一，远远超过消化碳水化合物时所需的能量。通俗一点讲，蛋白质转化为身体所需的能量是最难的，如果又吃得太多，不能及时转化消耗，照样会变成脂肪囤积起来，人就变胖了。

营养学中有句话："条条大路通脂肪。"除了水，所有物质都有热量，吃进去之后，只要消耗不掉就会转化为脂肪，这就是"阴"太多了，负重太大了。但另一方面，运动少、几乎不劳作、各种机能下降，阳又太弱，发动机排量太小，这样的阴阳失衡，人就变得又胖又累，又虚又胖，而且越胖越虚，越虚越胖。

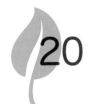

20　一直被慎用的人参和附子为何成了新宠

要想改变"小马拉大车"的失衡状态，首先要控制好营养和热量的摄入，就像上一节中那个患者，如果当时只是适当给她补充，而不是大量输营养液，她的"发动机"尚且能运转负载，可能还不至于虚弱至卧床不起。

还有一个更关键的行为，就是提高心肌力量，增加心脏这个"发动机"的排量。"发动机"的排量增加了，就算营养多了一点儿，车也拉得动，就让人参这类补气养阳的药物有了新用场。

人参、乌头和附子

虽然人参位于中药补药的榜首，但历代中医中，因一味药而成名的医生，远的有用熟地成名的明代张景岳，人称"张熟地"，近的有用石膏成名的京城四大名医之一的孔伯华，人称"孔石膏"，还有"陈柴胡""焦大黄"等，唯独没有用人参成名的。而且过去的中医，在使用人参、附子时特别慎重，就是担心它们的热和补会伤阴，把生命这个蜡烛的火苗调得太亮，导致蜡烛消耗太快。

张艺谋拍的电影《满城尽带黄金甲》里有个情节，巩俐饰演的皇后被人在每天吃的中药里下了毒，那种毒药叫"断肠草"，皇后的身体因此日渐衰弱，每况愈下。情节虽是虚构的，但"断肠草"确实有，它就是中药乌头，和附子是同一种植物的根，母根是乌头，附在边上的根就是附子。

乌头、附子的作用原理，和历史趣闻轶事中的"春药"的作用机理是一样的，都是全面地激发、鼓动生命力，只不过春药是鼓动过了头，对生命构成了耗竭。

为何中医典籍中没有减肥方

中医几千年来的典籍中，对现在的各种罕见病都有记载，都有治疗办法，唯独没有减肥方，是因为中国传统的饮食很难让人发胖，这也说明我们的先人没有足够的身体储备，这就是中医说的阴，所以历代中医才会说"阳常有余，阴常不足"。阴很容易虚，蜡烛不够粗壮，自然很难承受乌头、附子、人参来挑亮火苗，它们会加重蜡烛的消耗而伤阴，为此才必须践行《黄帝内经》的养生主旨"奉阴者寿"。

所以，人参多用在生命垂危、火苗快要灭的时候，紧急用人参挑亮一下，独参汤和以附子为主的四逆汤，在过去多是急救时才用的。

但现在的情况变了，中国人的饮食已经很西方化了，鱼、肉、蛋、奶是主菜，这就导致人体之阴不是少了，而是过剩了，也就是过剩的营养，没有与之匹配的阳气推助，就变成了垃圾，这也是现在癌症高发的诱因。

"穷癌"和"富癌"

癌症也是分贫富的，"穷癌"是食管癌、胃癌等，与饮食的粗糙不洁有关；"富癌"则是乳腺癌、肠癌等，它们的发病率远远超过"穷癌"，和饮食的热量太高、人变得越来越胖有很大关系。

之前，乳腺癌在欧美一直是高发疾病，中国少有。曾经有个统计，美国的多任第一夫人都患有乳腺癌。之所以会这样，因为西方女性的饮食中热量过剩，阳气助推无力。而乳房是全身唯一高出体表的部位，气血推助这个"高地"就更吃力。如果同时还营养过剩，人很胖，过剩的阴气就会增加阳气推助的难度，这个"高地"就成了垃圾拥堵的"灾区"，乳腺癌就是因此发生的。

在中国，乳腺癌是在中国人的饮食与欧美同步之后，才成为高发癌的，目前是中国女性的第一大高发癌症，这就是阴有余而阳推助无力的结果。

因为这个原因，中医界新生了"扶阳""助阳"的学派，用的是人参、附子这些补肾阳的"重剂"，而且确实治好了很多疑难症。这些病之所以疑难，就是因为这些人阴气太过、阳气又太虚，要想推动前所未有的营养负累，只能升级发动机的动力，人参、附子除了能对心肌力量"定点帮扶"，同时它们都是温热之物，可以提高代谢率，以此实现减肥的目的，改善"小马拉大车"的困境。

今天的人体之阴已非过去可比，已经从过去的"阴常不足"变为"阴常过量"了，轻的是"捧着金碗要饭"，营养不缺但身体很虚；重的则是花重金吃进的各种营养，变成了致病的"阴邪"。

CHAPTER 3

和生殖有关的

那些"肾虚"之事

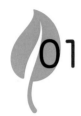 **01 性欲很低时，你的身体缺了什么**

性欲是性功能发动的动力，即便是性功能没问题，如果性欲很低，不想发动，性功能也就成了摆设，这在女性中更多见。甚至有统计说，现在有很多无性婚姻，特别是在压力大的人群中更是如此。

性这个最原始的冲动哪里去了？

蛋白质和脂肪不足

"食色性也"，这句话是孟子说的。这句话对生命做了最简单的概括：无论是人还是其他动物，只要活着，毕生其实只有两件大事，一个是自己活，一个是让后代活。

"食"是保证自己的生命存活，"色"是保证后代的延续，这两大欲念是生命最基础的欲念，但它们是需要能量做保证的。

性冲动是需要性激素诱发的，性激素如果不能正常分泌，性冲动就要受到影响，而性激素的合成需要蛋白质和脂肪。答案也就来了，如果一个人营养不良，蛋白质和脂肪太少，性激素就会减少，性欲就会有所降低。

如果营养不少，但身体利用合成的能力不行，也会影响性冲动。还有一个原因是，大脑是能量守恒的，一种冲动过度了，就要分流其他冲动所需的能量。

营养不良导致的性欲低，是过去生活贫困时期的普遍现象。而现代人的性欲低，主要有两个原因，一个是身体合成能力不行，"捧着金碗要饭"，身体运化不了那么多营养时，这些应用就成了负累，就要生湿化痰。在影响性功能的过程中，痰湿是一个大敌，它拥堵了经络，影响了性功能的正常发挥。另一个导致性欲低下的原因是性激素并不少，但性欲发动时所需的能量，让位于其他冲动了。

劳思伤脾也伤肾

如果我们白天一直对一件事冥思苦想，到了晚上就容易失眠。因为这件事在我们大脑中构成了一个兴奋灶，也就是我们俗话说的"心结"，这个兴奋灶始终兴奋，影响了睡眠时大脑的抑制状态，我们就会失眠了。

如果这个兴奋灶一直在，神经不断地冲动，这个能耗就很大，其他神经冲动的能量就被它掠夺走了，其中就包括性冲动，性欲就因此降低了。压力越大的人，心结越多，他们可能无时无刻不在动脑子、不在思考，分流性欲的机会也越多，所以他们更容易是无欲人群、无性人群，而这种"心结"就是中医讲的劳思，它轻则会伤脾，重则会伤肾。

伤脾，简单来说就是影响营养的吸收消化。我们高度用脑时，胃口一般都不好，考试前很少有人会觉得饿，能有好胃口，这就是中医说的"思劳伤脾"；情绪很坏时，也不可能胃口好，因为胃肠是人体的"第二大脑"，对精神压力非常敏感。长期用脑的人往往偏瘦，过去的书生都"手无缚鸡之力"，就是长期用脑、情绪敏感、"劳思伤脾"的结果。

而伤肾，既是脾虚日久、久病及肾的结果，也是用脑过度的直接后患。为什么有的人换了性伴侣，换了环境，性欲就恢复了？因为这时候他们是轻松的，既往的"心结"至少在那时是解开的，能量就得以省下来给了性冲动。之所以性欲低在女性群体中更多见，一个是因为传统文化的约束，还有一个就是女性身体大多比男性弱，而且是长期的体弱，常年被气虚、血虚纠缠，按照"久病及肾"的规律，可能早早就肾虚了，她们性欲的发动基础就弱，再加上气血不足已经到了肾虚这个层次，往往还会出现不同程度的肾阴虚。

通俗来说，肾阴虚就是身体的物质基础不稳、深层缺水，其中就包括所有分泌物的减少，比如阴道分泌物少。阴道干涩直接影响性感受，反过来也会加重性欲低下。而且女性心思细密、敏感，受影响的方面有很多，这些又分流了性欲所需的能量。

必须在补肾阴的基础上补肾阳

既然性欲和肾虚有关，服用补肾药就可以在一定程度上增强性欲。但要注意，通过正确补肾增强的性欲，并不是让你有克制不住的冲动，而是使你有发出冲动的能力，而且能控制这种冲动，否则补肾药就用过劲了，就成了"春药"了。

"春药"其实并不神秘，就是中医的壮阳药，对一些阳虚严重的人来说，服用壮阳药不是为了提高性欲，而是为了治病，是改善阳虚体质的刚需，因为他们的火苗太弱了。但是，历史上确实有吃"春药"早夭甚至暴亡的记录，这是因为这些吃了"春药"的人，本身不阳虚，甚至本身处于阳亢状态，在这个基础上再补阳，火苗就要燎原了，于是就惹来了"烧身"之祸。

这就要说回我多次强调的一个概念：补肾阳。但是必须在补肾阴的基础上进补，在补足蜡烛的前提下才能挑亮火苗，否则即便性欲有所恢复，也是竭泽而渔、饮鸩止渴。

02 "微软"是肾虚的信号，提示你要节欲

一周有几次性生活比较好

这个问题其实一直没有定论，就像每天睡多长时间更好一样，评判的标准是个人感受。精力好的人，可以每天只睡三四个小时，而有的人必须睡10小时。性生活频率与此类似，决定于个人的体质和恢复程度，但中医对此特别讲究，甚至有"一滴精十滴血"之说。

正如我前面讲过的那个病人春节回家后病情加重的例子，本来病人的疾病用药物控制得很好了，但春节病人回家几天再回到医院，总有几个病情加重的。他们的药物按时吃了，营养也没差，为什么加重了？正是因为，回家有了性生活，是性生活之后病情加重了。中医因此特别提出"节欲"的医嘱，而这个说法也是有科学依据的。

研究显示，当女性的体脂率少于10%时，身体的第一个变化就是停经，很多女子马拉松世界冠军，在服役时没有月经，因为她们每天跑步，脂肪消耗太多，没有多余的能量保持月经了。等她们退役回家，身体变胖，只要体脂率超过10%，月经就恢复了，照样可以生儿育女。

男性也一样，当男性的身体遇到重病或者损伤时，第一个停止的就是睾丸的生精功能，只有当身体恢复后，精子才会继续产生。这就是我们前面说的，身体和生殖的关系，既像青山和柴草的关系，也像车和帅的关系。

"微软"是身体在自我保护

虽然任何生物都以繁殖为天职，但这个天职一定要在保证自身健康的前提下才能完成。一旦天职和生命之间发生矛盾，身体会为了自身生存而断掉天职，女性的停经、男性的精子不生就是断掉天职的结果。

从这里我们也就知道，如果你在疾病状态或者身体虚弱时勉强而为之，其实是等于在争夺生命的资源，一般来说很难抢过来，所以身体不好的人性功能不可能强健，就算偶尔抢了过来，就像前面说的病症会出现反复、加重，这就相当于青山倒塌了。

从这个意义上来说，当你性功能低下，也就是玩笑中说的"微软"时，应该从另一个角度去理解这种症状，很可能是身体在自我保护，至少是你身体不够强健的提示，这个时候性生活的频率就必须减少，甚至放弃。

"不应期"是身体健康状态的表现

大家都知道，男性是有"不应期"的，就是一次性交之后，不能马上对新发的刺激有反应。"不应期"的时间长短，可以从几分钟到几天不等，年龄、精力、体力，以往性活动的频率、刺激的方式，以及对伴侣情感上的亲密程度都是重要的影响因素。

人们经常用"不应期"的长短，来衡量男人的性能力，这是有一定道理的。

之所以有"不应期"，就是身体为了给自己留下喘息的机会。"不应期"长的人，如果勉为其难，就等于打破了身体的自我保护机制，就是在伤身了。

据《赵飞燕别传》记载，汉成帝刘骜吞下10粒"春药"后，在龙床上颠鸾倒凤，到了午夜陷入昏迷，挨到天亮时渐渐苏醒，虽能勉强下床，但就在穿衣服时一头栽倒在地，精液凶猛涌出，不能停止，刹那间气绝身亡……这应该就是传说中的"精尽人亡"吧。

汉成帝是西汉第十二位皇帝，他从即位后，就荒于酒色，导致外戚擅政，为后来王莽篡汉埋下了祸根。也因为荒于酒色，违背了身体的规律，伤及了生命之根，他只活到44岁，成了中国历史上第一个死于"春药"的皇帝。

其实不只是男性，也不只是生殖问题，任何疾病都会在违反自然规律的基础上发生，比如女性的月经问题。很多人觉得月经量少就是血瘀，为此吃大量活血药，一种结果是吃了也白吃，月经依然量少，一种结果是月经量多了，但人变虚了。

因为女性的月经量少，就像男性的"不应期"长一样，是身体的自我保护，因为身体没有足够的气血保证充足的月经量，月经才会变少的，这时候如果强行活血，就和病重时强行进行性生活一样，是和生命这座"青山"抢资源。所以，"精尽"真的是会加速"人亡"的，这就包括了性欲过度，以及活血过度导致的出血。

在这里，我要提示大家两点：第一点，节制是必须的，如果已经出现了"微软"或者"不应期"过长，就意味着身体没有"余粮"了，这时候就要开始补肾了。第二点，我们要知道，怎么不让过亢的欲望伤身，不让自己出现"人造肾虚"。仅靠意志力节制是不够的，因为对很多人来说，亢奋的欲望已是一种病态，需要治疗，他们后来的障碍就是从这种病态开始的。

年轻人慎用知柏地黄丸

多年前，我还是住院医师时，带我的老师如今已经是一位"国医大师"，当时他告诉我们一个经验：知柏地黄丸这种药，对年轻人，特别是刚结婚的人要慎用，因为知母、黄柏是苦寒的，会直折阳气。用他的话说，就是能把年轻人毁了。

什么是直折阳气？就是对性功能的过分抑制。但是，会直折阳气的药物为什么还会用到现在？因为确实有些人的亢奋欲望，必须用苦寒的药物来抑制。

什么情况下需要用知柏地黄丸来抑制？就是自己克制不住欲望的时候，比如年纪比较轻，舌头很红，甚至手脚心也是热的，冬天不愿意放在被子里，明显有虚火的症状。

我见过几个这样的患者，多是文化水平很低的打工者，工作之余没什么精神寄托和爱好，性这个生物性需求非常突出，而且控制不住自己，也不知道如何控制自己。他们多是因为严重的性功能障碍才来就医的，或者是性爱或者是手淫，总之都过度使用很久了。他们如果早一点用上"知柏地黄丸"这种抑制剂，使性频率保持在正常范围内，可能就没有后面的早泄、阳痿了。

那么，到底什么样算是合适的性爱频率呢？其实这没有一定之规，你需要注意的是，性爱之后你的体力变化，如果第二天感到腰酸耳鸣、疲乏无力、脚软等，就说明次数过频了，因为这些症状一旦出现，就提示你已经肾虚了。除了及时补肾，填补亏空，你还需要节欲，不能再增加亏空了。

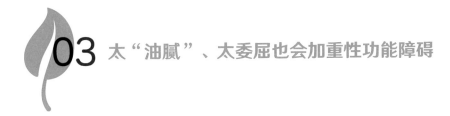

03　太"油腻"、太委屈也会加重性功能障碍

性功能障碍，在传统的认知中，一般都觉得是虚，身体不行在先，性功能不行在后。这也是有道理的，因为生殖是人体健康这座"青山"上的"柴草"，想要"柴草"丰茂，必须"青山"稳固。

所以，从汉唐到明清，中医的400多个治疗阳痿早泄的方子中，补肾药物占了82%。东汉时期的中医经典《金匮要略》中，还曾经专门列了"男子虚劳"这一章，就是针对虚导致的性功能问题的。而且中医一直认为"肾病无实"，意思是，和肾相关的疾病没有实性的，都是虚性的。就是因为这个原因，通过补肾来改善和治疗性功能障碍才成了传统，成了现在的共识。

但现在情况变化了，在性功能障碍人群之中，纯粹肾虚的人所占比例并不多，特别是年轻人，病情初起时，他们急于补肾，结果自然事与愿违。因为性功能障碍是要分虚实的，一般来说有三种情况，肾虚只是其中一种，比肾虚更多见的，或者与肾虚伴随出现的是痰湿以及肝郁，后两者都是绝对不能进补的，而且这两种情况出现的概率比真的虚要多得多。

痰湿

我们先说第一个问题——痰湿。

我有个患者，30岁，因为手淫过度自己发现性功能出现障碍了，很着急。他是个南方人，家里有钱，长相也不差，为了赶紧治好以便找女朋友结婚，四处找补药吃，参茸都吃过，结果却是越吃越严重。原本只是性功能障碍，后来还吃出了消化功能障碍，一点儿胃口没有。除了每天硬吃下的补药，几乎可以不吃饭，人也越发消瘦，而且消沉、消极。来看病的时候，他的舌头让医生吓了一跳，舌头上厚厚一层的白腻苔，后舌苔下面是发红的舌头，不用说，他现在的病情，一半是因为虚，一半是因为滥补补出了痰湿。

虚是因为基础不足，吃了补药之后，"库存"倒是补足了，但是补进去的东西太多，导致"出库"的道路被补品堵住了，类似于"捧着金碗要饭"。这种人必须先去痰湿，否则他的性功能障碍解决不了。

这种痰湿型的性功能障碍，有以下几个特点。

在性功能障碍的同时，阴囊潮湿特别严重，常伴有湿疹、尿黄混浊、尿后余沥或尿有臊气，整个人身体困倦、舌苔很腻、口中干黏、皮肤也油滋滋的，甚至表面上看就是个"油腻男"。

因为皮脂腺分泌是雄激素控制的，如果雄激素分泌过度，或者雄激素的受体特敏感，也会放大雄激素的效果，这就容易造成油腻。从某种程度上说，这种人不是因为缺少雄激素而出现障碍，一定是有什么东西影响了雄激素效用的发挥，这就是中医说的痰湿。

这类人大多有喝酒、喜吃油腻的历史，或者急于改变，所以吃过很多补药，尤其是酒泡的药物，这就人为地加重了痰湿。

因为中医补肾的药，鹿茸、熟地以及各种鞭类，都是很滋腻的，这些人的障碍是因为身体的底子被掏空了，补肾相当于把他们松动的地基夯实，自然要用到质地很重、很滋腻的药。但滋腻的药消化起来相对困难，消化的难度不在红烧肉、炸鸡之下，一个人如果消化功能弱，吃一次炸鸡胃里就难受，经常吃就会生食积，以这种消化能力长期吃补肾的药，结果也一样，就要生痰湿，由此堵塞库存"出库"的道路，加重性功能障碍。

肝郁

除了痰湿，还有一种情况更加多见，这是社会压力太大的产物，是情绪不好的结果。一位著名的男科专家曾经做过统计，在性功能障碍的人群之中，情绪因素所致占的比例最大，占到了67%。这些人的"不行"不是因为虚而是因为郁，就是中医说的肝气郁，也被称为"心因性阳痿"，就是心理因素导致的阳痿。

因为性这件事关乎隐私，所以患者往往会先偷偷解决，不能解决又不能宣泄时，这种心态造成的就是肝郁。在中医的概念中，肝郁是和情绪、心理关系最紧密的一种症状。通俗来讲，他们的障碍不是真虚，而是被吓出了毛病，紧张出了毛病。所以这种障碍并不是次次出现，情绪很轻松的时候可能跟平常人一样，这就和真正肾虚导致的障碍完全不同，肾虚导致的障碍是不管怎么刺激、怎么换环境，都没反应的。

一听到"肝郁"这个词，很多人首先想到女性，女性的月经不调多有肝郁问题。事实上，男人也未能幸免，因为现在的生活压力使我们对自身的要求也提高了，有些人是纯粹的自我要求，要求自己必须是精英，还有些人是生活所迫，不得不努力进取。不管是哪种，如果自我要求超过实际能力，就是勉为其难。

和既定目标相差的那点距离，可能对人生的大局没多大影响，却足以导致郁闷的产生，甚至可以这样说，生活条件越好越难幸福，因为生活条件好就意味着你的标准高，而且各种标准不断出现，每个标准都意味着一种压力，久而久之就会压力重重。

很多人不是直接被压垮、压塌的，而是先被压得郁闷了，郁闷这把杀人的软刀子会不断伤身，直到最后疾病缠身。

心理学有项研究显示，在影响身体的几种负性情绪中，内疚、后悔这类自我否定的情绪对身体的伤害最大，甚至超过暴怒和悲伤。因为这种情绪不能外放，直接影响了身体的内分泌，内分泌又影响到身体的方方面面，特别是性和生殖问题，和内分泌都脱不了干系，包括男性。

因为肝经是绕着生殖器官巡行的，所以，只要肝郁导致肝经不能畅通，势必影响性能力，而且，越年轻的人，一旦出现精神压力导致的性功能障碍，一定要考虑是否是肝郁导致的。

这种因为肝郁导致的性功能障碍，"晨勃"往往是正常的，至少大多数时间是正常的，这就更说明，他们不是器质性问题，不是真的结构出问题了，而是功能失调了，甚至是一过性的，这个失调就是肝郁。

进补之前，先厘清痰湿和肝郁

越敏感的人，肝郁的可能性就越大。假如像民间认定的，只要是性功能低下就是肾虚，就要补肾的话，只会加重他们的病情。

前面我们讲了痰湿型的性功能障碍，如果用营养来做比喻的话，他们不是真的缺营养，而是营养运送的通路不通了，肝郁的时候与此类似，只不过堵住营养通道的不是痰湿，而是气机不通。

"气机"是中医术语，身体各项功能配合得不好，就会导致"气机不通"，如果失常日久，郁滞久了，已经化热了，在有内热的基础上再进补，只会堵得更重，内热更重。

很多人因为治错了而效果不显，就会更认定自己没救了，更加郁闷，这就形成了恶性循环。其实，只要切中痛点，解除肝郁，完全可以用四两拨千斤的办法来治疗，事半功倍。

所以，出现性功能障碍未必都是因为虚，未必都能补，进补之前，先要厘清痰湿和肝郁这两种不能补肾的情况，否则只会越补越严重。

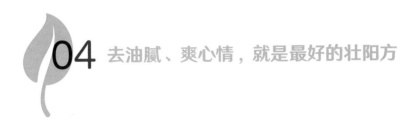

04 去油腻、爽心情，就是最好的壮阳方

改善性功能障碍，不能全靠补肾，通过去油腻、爽心情，也能让不吃补药的你也恢复强健。

不补之中是真补

有些性功能障碍的人，本质确实是虚的，确实要补，但因为有脏东西挡着，所以还不能上来就补，这个脏东西就是痰湿，一定要在把痰湿化干净之后，身体干净了再补，否则就是中医说的"闭门留寇"。意思是，晚上睡觉时为了安全要把大门关上，却把小偷关在了屋子里，它就会在你的身体里作乱，性功能障碍就会加重了。

所以，准备吃补肾药的时候，先要看舌苔，如果舌苔很腻，甚至阴囊湿热，小便发黄、气味特别重，而且身体困重，这就是比较严重的痰湿表现，要先用清热利湿的药打扫战场，比如药店里能买到的二陈丸和二妙丸。二陈丸是燥中焦湿邪的，帮助增加胃肠的吸收消化能力。

如果二陈丸效果不好，还可以用龙胆泻肝丸，它的祛湿力量更强，而且兼顾下焦，特别是口苦严重的时候。吃到口不苦了就可以停了，因为这类苦寒药都是不能久服的。

至于二妙丸，则重在清利下焦湿热，能让湿热随着小便排出去。

其实还有种更加全面的药是四妙丸或四妙散，其中增加了薏仁、牛膝，可惜的是现在药店里没有这种药了，所以你在吃二陈丸、二妙丸的同时，可以用薏米熬粥，就是我们现在用来祛湿的红豆薏米粥。

但要注意，其中的薏米一定得是炒制过的，炒过的薏米才能化湿，而生薏米是寒性的，有可能助长湿气。如果是从药店里买的，一般都是炒制过的。从超市买的一般就是生薏米，买回来先要用不粘锅小火炒三五分钟，待薏米变得微黄了再和红豆一起煮粥。红豆薏米粥和二陈丸、二妙丸配合来吃，一般1周左右的时间舌苔就干净了，这个时候才可以补肾。

甚至可以说，这两种药物是所有人进补前的"开路药"，只不过那些脾胃虚弱的人进补前，只用二陈丸就够了。而当虚损涉及性和生殖时，就是中医说的下焦了，还要对这里的痰湿进行清理，二妙丸就是针对这个问题的。

有些痰湿型性功能障碍的人，靠上面这个方法就把雄风提振了，根本不用继续进补，因为他们的障碍发生是因为堵住了，而不是虚亏了，化痰湿等于在给库存"出库"的道路。这就是中医所说的，"不补之中有真补存焉"。意思是，虽然不补，但客观效果却和补了一样，别人的清热祛湿药就是他们的补药，这估计也就是"彼之砒霜，我之饴糖"的范例了。

以上是对已经出现性功能障碍的人来说的，还有很多人虽然尚且正常，但已经是障碍的"预备役"了，什么人呢？多是胖子或血糖、血脂高的人，他们在真正的障碍发生之前，已经有了晨勃缺乏的现象。

晨勃是男性正常的生理反应，就是早上醒来时，阴茎是勃起的，随着年龄的增长或者疾病的发生，勃起的发生会减少，胖子更容易血糖、血脂高，这些或许会影响生殖器官局部的神经反射和血管供血。如果是老年人，多是肾虚，是自然衰老的表现，这些痰湿之人则是痰湿拥堵所致。所以，如果你还年轻，但已经是胖子、血糖比较高，虽然还没彻底发生障碍，但是晨勃的变化就是在提醒你，要赶紧祛湿了。

　　除了前面说的清热利湿的药物，改善生活方式也很重要，其中一个就是少喝酒，包括药酒。很多人误以为喝泡了壮阳药的药酒能治疗障碍，每天都勉强自己当药喝，不仅药酒中的药可能生湿，高度酒本身也生湿。

　　可能有人会问了，中医理论中酒不是入药的吗？的确，医字的繁体字下面就是个"酉"，就是代表酒的意思，而且中医治疗心绞痛的一个汉代名方，就叫"瓜蒌薤白白酒汤"，白酒就是其中一味药。

　　但我们也要知道，中华民族多半是农耕民族，在元代以前，中国人喝的都是低度酒，甚至就是我们现在喝的米酒，最多是黄酒，因为蒸馏技术是在元代之后才进入中国的，我们才开始有了高度酒。低度酒能最大程度上保持粮食的特质，不至于生湿，甚至还能健脾暖胃，所以，在成书早期的中医书里，才会用它入药。

　　现在泡壮阳药的都是高度白酒，高度白酒有兴奋神经的效果，可能临时有点激发作用，但很快就会加快耗竭，靠它振奋雄风就是饮鸩止渴。

　　那么，药酒适合什么样的人喝呢？除了性功能障碍的人，还有那些特别怕冷、未老先衰的状况很严重的人，他们不仅"库存"少，而且使用"库存"的能力也没有了，这个时候才可以借助药酒。

男性肝郁也可以吃点逍遥丸

除了痰湿，还有一种补也没用的情形，是肝郁。肝郁就是营养通路被气堵住了。

我见过一个男性患者，他很聪明，但是特好面子，又极其敏感，因为他是单位中唯一没上过大学的人。有一次开全公司大会，领导在会上点名批评了他负责的部门，散会之后，他还和没事人似的，但过了几天找到我，说总觉得嗓子里有个东西堵着，咽不下去也吐不出来，但吃饭喝水又没任何障碍，而且胃口全无，为此很快就消瘦了，他担心自己得了食管癌。

我特别清楚，他根本不是癌症，就是典型的肝郁气滞。他嗓子中这种异物感，中医称之为"梅核气"，就是咽神经官能症，是一种压力之下的神经失调，是失调的神经给出了错误的感觉，常在情绪敏感的女性身上出现。只可惜这名男性和女性一样敏感，自然也就得了同样的病。

我建议他先吃几天逍遥丸，如果还不好，再去做胃镜。他很奇怪，逍遥丸不是女性吃的吗？好像我给他开这种药是在侮辱他。

结果这种被他认定是妇科药的逍遥丸，吃了三天后他就没有异物感了，他也再没提去检查的事。

他的这种情况，很多男人都遇到过，特别是压力大的人，只不过表现方式各有不同，有的人是这种咽喉的异物感，有的人是胃反酸，有的人是性功能障碍，有的人是吃了就泻肚。

我见过一个公司老板，他越紧张就越容易泻肚，越担心泻肚越容易泻肚，为此，他每次去酒店应酬时，一定会选个离卫生间最近的包间，便于随时起身去方便。

这些人的症状虽然不同，但最后都是靠逍遥丸为基础的药方治好的，因为他们都是压力太大，没法逍遥了。只要能及时解除郁闷，不仅这些奇怪的症状减轻了，而且不会因为久不释怀而影响到性功能。中医的"疏肝解郁"，其实就是在内分泌就要失衡的瞬间，通过调整情绪使之恢复平衡。

什么时候适合用逍遥丸呢？在性功能障碍的同时，性欲很淡漠，一点色心都没有了，没有激情，而且忧愁满腹，总觉得胸闷，想长出气。这多发生在遇到挫折之后，被他人或者自己否定之后，这个时候先别进补，而是要赶紧解忧。

药店里的逍遥丸有两种，一种是"逍遥丸"，一种是"加味逍遥丸"，加味逍遥丸是在逍遥丸的基础上，增加了能清热的丹皮和栀子，更适合郁闷时间已经很久，时常有上火感觉的人，比如口干、口渴、大便干等，都是郁久化火的结果，这种药既能纾解郁滞，又能去掉内热。对于因为肝郁而雄风不振的男性，这种很便宜的"女性用药"，有时候能有壮阳药一样的效果。

凡此种种，我们可以得出一个结论：**对于生活条件很好、营养充足，但还是出现了性功能障碍的人来说，可能最先要做的就是给营养清障，让需要出库的物质不再因为道路不畅而滞留。**所以，他们不是去找补药，而是要通过清理痰湿、纾解郁闷让气血运行的道路畅达，这些药远比补肾药便宜得多，但效果也好得多。

 **05 哪些因素会影响你的雄风**

性功能障碍的发生率现在越来越多，一项与之相关的统计显示，男性精子的数量正在逐渐减少。其实这也是进化的结果，因为人类已经不需要"广种薄收"的繁殖方式来保住人类这个物种了，精子的减少属于人类的一种自我调整甚至淘汰的方式。

也同样是这个原因，虚的人越来越多，人越来越虚，因为虚是我们长寿的代价，人类是以虚这种细水长流的办法换取寿命的，这个虚包括体质，也包括生殖能力。性功能障碍的发生必须考虑这样的大背景。

而小背景则是压力、生活环境让我们变虚。生殖能力首当其冲，因为和自身的生命相比，繁殖是次要的，随时面临被我们的身体"舍车保帅"的处境，在这样的背景之下，我们更要知道，什么能增加你性功能障碍的风险，影响你的雄风？

肥胖

男性的雄风，雄激素是关键，雄激素主要由睾丸分泌。同时，男性的脂肪主要分布在腹部，也就是"内脏脂肪"，女性脂肪则较多分布在臀部和大腿区域，属于"皮下脂肪"，所以，男人一胖就会先胖肚子。

随着腹部脂肪的增多，雄激素就开始走下坡路了，因为雄激素可以在脂肪中转化为雌激素，雌激素水平一旦上升，男性的射精量会逐渐减少，精液中的精子数目也会随之降低。而且，肥胖男性的阴囊周围一般都会堆积大量脂肪，这又导致睾丸的局部温度升高，这可能会引起精子DNA的损伤。

总之就是一点，胖是男人雄风的大敌！

这个问题，中医早在东汉时期就注意到了，成书于东汉的《金匮要略》中，描述了一种人："夫尊荣人骨弱，肌肤盛，重因疲劳汗出，卧不时动摇，加被微风，遂得之。"这种人，肉松松的，一点不精壮，特别容易疲劳出汗，而且稍微着风就感冒，多是好逸恶劳、养尊处优者，所以叫"尊荣人"，这种人的雄风最容易受到影响。

因为肌肉中有线粒体，线粒体是把脂肪转为能量的地方，肌肉少，线粒体就少，脂肪燃烧的地方也就少，身体就多了把雄激素转化为雌激素的地方，这种人会白白胖胖，甚至有"女相"，这就是雌激素的作用。而且脂肪燃烧得少，能量就不足。人体的任何功能都是要靠能量维持的，就会连带着功能不足，所以这种人就是一边胖着一边虚着，这之中就包括性功能障碍之虚，而这种"尊荣"状态，在生活越来越好的现在，已经是普通人的常态了，也就不要怪人类的整体"雄风"不振了。

因此，要想重振雄风，就要增肌减脂。注意，是在增肌的前提下减脂，因为单纯的通过节食来减肥，只会降低代谢率，稍微多吃一点儿又会反弹回去。

要增肌，就必须保证两点：**饮食中蛋白质要充足，每天要有一定量的运动。**

一个成年人每天所需的蛋白质总量（克）是1.16 ×体重（千克）。也就是说，一个60千克的人，每天的蛋白质需求量是69.6克，为了保证这个量，他每天需要吃：100克鸡腿（约20克蛋白质）；2个鸡蛋（约12克蛋白质）；1袋牛奶（约8克蛋白质）；200克豆腐（约30克蛋白质）。在这个基础上，还要减少摄入高糖高脂食物，这样才能吃出精壮的身材。

至于运动，每天至少要快走或者慢跑40分钟，这是基础量，更有针对性的增肌运动就是举哑铃，可以增加胳膊和胸背的肌肉。这些运动最好达到出现肌肉酸疼的感觉，才是真的运动到了肌肉，配合高蛋白饮食才能真正增肌。

心思过重

第二种性功能障碍的高发原因是心思太重。这类人的性功能不足其实是想出来的。

统计显示，"心理性阳痿"占现在总数的85%～90%，是最常见的性功能障碍性疾病，在检查中发现，这些人并没有引起性功能障碍的器质性疾病，在一些非性活动情况下，梦中或看有性刺激的影像书籍，以及膀胱尿液充满时、自慰时阴茎却能勃起，他们的性功能障碍是由于多种心理因素干扰了大脑性中枢，有些事情甚至成了固定的兴奋点，就是我们说的

"心结"。心思太重的人容易有这个问题。

心思重的人往往内向，憋着不说，这就容易形成中医说的肝郁，肝经是绕行性器官的，由此就会导致功能的失常。虽然不是所有的肝郁都会演变成障碍，在障碍发生之前，如果已经有了嗓子那里有异物感，越着急肚子越疼，越想解大便，这些都属于肝郁导致的超敏状态，这种体质的人也需要重点防范。被认为是妇科用药的加味逍遥丸，适合这类体质或者气质的男性调养之用，因为只有心情逍遥了，身体才能自如逍遥。

用脑过度

第三个原因是**用脑过度**。长时间的冥思苦想，或者时间虽然不长，但思维强度很高，总之，只要是想破了头，绞尽脑汁，都可以伤肾。

因为在中医里，脑为髓之海，肾是生髓的，用脑直接和性功能相关，过度用脑的最快表现就是肾虚，甚至是急性肾虚。

比如，人在紧张的时候会吓尿，小便失禁就是急性肾虚，因为紧张时大脑是飞速运转的，也是急速消耗能量的。中医的肾是司二便的，过度紧张对大脑是巨大的刺激，在应急的过程中，小便也会因为大脑皮层的失控而失守。

虽然我们难免会时不时处于这种极端状态中，但大脑永远不得闲，本身就是在消耗髓海。

很多人坐在椅子上写PPT或者策划案，注意力高度集中，完成后站起来会觉得腰疼，这其实和长在腰上的肾脏没关系，和腰肌劳损有关，更与腰部的骨头不能承重有关。

因为肾是主骨的，用脑过度会导致肾虚，肾虚时的腰腿酸软就是骨头被掏空的结果，已经有研究显示：肾虚的时候骨密度会下降，酸软就是骨密度降低的表现，即便及时补了钙，只要你不同时补肾，不改变肾虚的状态，骨密度也无法提高，腰酸腿软也会依旧存在。

虽然并非每个用脑过度者都有性功能障碍问题，但经常吃补肾药，对用脑过度的确有防范意义，不光是预防性功能障碍的发生，其实也是补脑，给思维功能增加能量。比如可以吃六味地黄丸、左归丸、五子衍宗丸等中成药，也可以选择食物中的坚果，比如核桃。因为种子是植物能量最集中的地方，日后要生长成一棵植物，用种子补肾相当于给大树的树根施肥，而且施的还是"浓缩肥"，既能健脑，还能改善性功能障碍。

06 市面上的补肾药你该怎么吃

市面上的补肾药很多，甚至一些药店还有"参茸专柜"，汇集了各种高档的补肾药。这么多补肾药，我们该怎么选呢？

首先，要分清补肾阴的药和补肾阳的药。对此，我们有个初步了解就可以。

有人觉得，肾阴和肾阳是相反的，所以补药一定不能吃错，否则就会加重病情，事实上，这个理解并不全对。

中医的阴阳涵盖的内容很多，除了对立的，还有互为因果的。如果我们把生命比作一根燃烧的蜡烛，肾阴是蜡烛，肾阳是火苗，从这个角度来看，要想肾阳壮、火苗旺盛，一定要在补足蜡烛的前提下挑亮火苗，否则就是竭泽而渔了。所以也可以这样说，一切不以补肾阴为基础的补肾阳行为，都非常危险。补阳的同时，大多都需要补阴。

下面，我们就分别说说补肾阴和补肾阳的药物，这里主要介绍一些药店里能买到的中成药。

补肾阴的中成药

六味地黄丸

主要成分：熟地黄、酒萸肉、牡丹皮、山药、茯苓、泽泻。

主要功效：用于肾阴亏虚导致的头晕耳鸣、腰膝酸软、骨蒸潮热、
盗汗遗精、消渴。

六味地黄丸是补肾阴的经典中成药，它其实是一组药物，称为"地黄丸"系列，是补肾阴的基础方。

六味地黄丸最初是儿科用药，治疗那些早产、发育迟缓的孩子的，是宋代就有的名方。因为肾是"先天之本"，孩子初生时，大树的树根还不结实，也就是说肾是虚的，先天发育不良的孩子更容易肾虚，所以才要补肾。

由此可见，六味地黄丸非常平和，否则不可能给孩子吃，它适用于日常保养，也许你没有出现明显的肾虚症状，但是自己知道消耗过量了，此时就可以服用此药。四五十岁之后，我们都会有不同程度、不同部位的肾虚，这个时候及时补肾，可以防止损失扩大化。

比如，慢性肝炎、慢性胃炎、食管炎等慢性炎症，以及关节炎、肩

周炎、腰椎间盘突出等陈旧问题，只要局部总是发冷、怕冷、遇冷症状加重，都可以用六味地黄丸来补肾。

杞菊地黄丸

主要成分：枸杞子、菊花、熟地黄、酒萸肉、牡丹皮、山药、茯苓、泽泻。

主要功效：用于肝肾阴亏、眩晕耳鸣、羞明畏光、迎风流泪、视物昏花。

杞菊地黄丸是地黄丸系列之一，也很平和，适用于那些肾虚症状体现在眼睛上的人，用脑过度、用眼过度的人服用后，可缓解眼睛干涩、视物模糊，或者是在阴虚的同时头部昏蒙。前面我说了，任何的使用过度都会造成局部肾虚，现在我们手机、电脑使用太多了，很容易出现眼睛的局部阴虚，杞菊地黄丸就是治这个的。

麦味地黄丸

主要成分：麦冬、生地、茯苓、五味子、郁金、白芍、乌药、丹
皮、泽泻、萸肉、山药、当归。

主要功效：用于肾阴不足、火烁肺金、喘咳劳热或有鼻衄、鼻渊。

麦味地黄丸是这个系列中的另一个，在六味地黄丸的基础上，加了麦冬和五味子。麦冬补阴以"开源"，五味子收敛以"节流"，按照说明书所说，这种药治疗的是林黛玉那种久咳致虚，就是呼吸道慢性感染导致的肾虚，也就是过去高发的肺结核。

事实上，这种药并不仅仅针对结核患者，而是针对所有消耗性疾病的亏损，包括甲亢、糖尿病等。只要有了肺经的问题，比如干咳、盗汗、嗓子干哑，即便没有这类明确的疾病消耗，因为更年期或者心理压力太大，也可能导致暗耗地基，而且从肺经这个薄弱环境做突破口，这个时候舌头往往是没有舌苔、舌质很嫩的，就可以试试麦味地黄丸。

知柏地黄丸

主要成分：知母、熟地黄、黄柏、山茱萸、山药、牡丹皮、茯苓、
　　　　　泽泻。

主要功效：用于阴虚火旺、潮热盗汗、口干咽痛、耳鸣遗精、小便
　　　　　短赤。

知柏地黄丸是在六味地黄丸的基础上加入知母、黄柏，这种药是六味地黄系列中最有锋芒的一种。前面说了，这种药针对的是欲望太亢奋的情况，年轻人性欲冲动过分强烈是需要注意的，如果已经自己都节制不了，每天只想这件事，这就要用药物干涉了，否则你的蜡烛就会越烧越细，知柏地黄丸就是使烧得太旺的火苗变小一点，这样就节约蜡烛了。

但这种药并不是只针对性欲亢奋的，即便是女性，如果有了明显的手脚心热、盗汗、身体偏瘦、口干渴明显、舌头偏红而且消瘦，都意味着身体有比较重的虚火，需要用入肾经的清热养阴药。

但要注意，这种药不能长期吃，因为知母、黄柏苦寒，只要觉得没有那么强烈的欲望冲动，舌头不太红了，盗汗减轻了，就要减量或者停药。

就像我老师提示的，久服整个人会被抑制了，没冲动了，也就没有活力了。特别是如果一个人已经因为消耗过度，障碍严重，而且特别怕冷，典型的肾阳虚，火苗不旺了，知柏地黄丸就绝对不能吃，否则剩下的那点火苗，也要被扑灭了。

中医常说补肾阴的药和补肾阳的药，绝对不能吃反了，指的主要是这种药，因为它的药性是寒凉的，而六味地黄丸、麦味地黄丸、杞菊地黄丸都没有这样的寒凉，甚至是平和中偏温的，否则也不可能改善旧伤老病的怕冷、冷痛问题。

知柏地黄丸是补肾药物中，唯一一种性质偏凉的药，所以吃它的时候一定得有点热象。什么意思呢？就是手脚心热、盗汗，人也变瘦了，容易口渴口干，但又总是按捺不住过于敏感的性冲动，这种药能帮你"刹刹车"。

桂附地黄丸

主要成分：肉桂、附子（制）、熟地黄、山茱萸（制）、牡丹皮、山药、茯苓、泽泻。

主要功效：用于肾阳不足、腰膝痠冷、小便不利或反多、痰饮喘咳。

桂附地黄丸与金匮肾气丸很像，药味组成略有不同，导致功效也略有不同。桂附地黄丸温补肾阳的功效更强，而金匮肾气丸行气利水的效果好于桂附地黄丸。

桂附地黄丸主要适用于肾阳不足，而且寒象表现明显的患者；而金匮肾气丸适用于肾气不足，小便不利、水肿、寒象不明显的患者。

左归丸

主要成分：熟地、山药、枸杞、山茱萸肉、川牛膝、菟丝子、鹿胶、龟胶。

主要功效：用于真阴不足的虚热往来、自汗盗汗、眼花耳聋、口燥舌干、腰痠腿软。

左归丸是补肾阴的重剂，开始动真格的了，因为它在六味地黄丸的基础上，加了龟板、鹿角胶、菟丝子，补阴的力量比六味地黄丸系列要强。

之前有个因为年轻时纵欲过度，不到40岁就出现全面性功能障碍的人，他当时52岁，是个民工，肾虚已经严重到除了性功能障碍，平时也不能久站，站几分钟就会腰酸腿软，但是走起路来会好很多，这就是典型的肾虚，骨头承重不足了，走路时有肌肉的参与，可以分担，但站立时主要靠骨头承重。

中医讲肾主骨，肾虚时腿软腰酸是必然的，他严重到不能站立的程度，可见肾虚之严重，这个左归丸虽然没让他彻底恢复性能力，但很快腿软就好转，又能继续干活了。

我们平时非常累的时候常说，"好像身体被掏空"，这种说法非常准确地形容出了肾虚的状态，肾虚就是身体的根基不稳了，掏空了。这个"掏空"在现代医学检查中，医生可能会说是缺钙，但吃上很久的钙片可能也毫无效果，因为单纯补钙只是准备砖瓦，砖瓦再多，没有好好砌墙的人，地基照样疏松不稳，这种砌墙、夯实地基的能力就是中医的补肾药，左归丸就是其一。

大补阴丸

主要成分：熟地黄、知母、黄柏、龟甲、猪脊髓。

主要功效：用于阴虚火旺，潮热盗汗，咳嗽咯血，耳鸣遗精。

大补阴丸有两种功效，一种功效是大剂补阴，所以用上了熟地加龟甲和猪脊髓，夯实地基的；另一种功效就是去虚火，减少蜡烛的过度消耗，所以用了黄柏和知母。

方子里的药物虽然少，但力度不小，是大开大合的组方风格，适合的是阴虚严重同时虚火也严重的人，可以视为"知柏地黄丸"的"加强版"。

龟板和猪脊髓的加入，比单纯的植物补肾药更能补到深层，所以它用于阴虚火旺明显时，有潮热、盗汗、耳鸣、遗精等生殖系统问题，或者是久病消耗严重、虚火明显、虚弱也明显的时候。

河车大造丸

主要成分：紫河车、熟地黄、天冬、麦冬、杜仲、牛膝、黄柏、龟甲。

主要功效：用于肺肾两亏、虚劳咳嗽、骨蒸潮热、盗汗遗精、腰膝酸软。

河车大造丸也是补阴重剂，和大补阴丸一样，也加入了动物类药物"血肉有情之品"的成分，比如紫河车，也就是胎盘，再配上熟地黄、天冬、麦冬、杜仲、牛膝、黄柏、龟甲，也是针对肾阴虚的同时虚火盛的。

和大补阴丸的区别在于，这种药物治疗的肾阴虚，除了潮热、盗汗、耳鸣、遗精等，还有明显的腰膝酸软，因为它用到了牛膝。牛膝相当于这个方子的引经药，引导众药的药力作用在腰膝。

石斛夜光丸

主要成分：石斛、人参、山药、茯苓、甘草、肉苁蓉、枸杞子、菟丝子、地黄、熟地黄、五味子、天冬、麦冬、苦杏仁、防风、川芎、枳壳、黄连、牛膝、菊花、蒺藜、青葙子、决明子、水牛角浓缩粉、羚羊角。

主要功效：用于肝肾两亏，阴虚火旺导致的内障目暗，视物昏花。

石斛夜光丸是借助入肾经补肾阴的石斛，引领一队补气养血同时补肾阴的药物，治疗的是眼部疾患，轻到用眼过度导致的严重眼部干涩，重到一些眼睛的疑难病，比如黄斑变性，如果看中医，都离不开这种药。虽然不可能马上明目，但通过补肾可以减缓眼疾的发展，在缓解视力疲劳上，也比杞菊地黄丸的力量要大得多。

二至丸

主要成分： 女贞子、旱莲草。

主要功效： 用于肝肾阴虚导致的口苦咽干、头昏眼花、失眠多梦、
腰膝酸软、下肢痿软、遗精、早年发白等。

二至丸可以算是中医的乌发养发专方了。女贞子，《神农本草经》将
之列为"上品"，李时珍称之为"上品无毒妙药"；旱莲草，在唐代就被
列入国家药典，李时珍的描述是"乌髭发，益肾阴"。

之所以叫二至丸，这"二至"指的是采药的季节，女贞子采于冬至
前后，旱莲草采于夏至前后。"冬至，一阳初动""夏至，阴气微降"，
此时采集二药，得四季初生之阴阳，对于补益"先天之本"的肾有独特之
处。李时珍《本草纲目》引明代医家杨起《简便方》形容说："久服发白
再黑，返老还童。"

它的治疗范围远远比乌发要广，只要是肾阴虚导致的口苦、口干、头
目眩晕、视物昏花、腰酸背痛、失眠多梦、遗精、体倦、下肢痿软都可以
用此药。现在在临床上常被用于治疗阴虚型的高血压以及神经衰弱导致的
头晕头痛。

补肾阳的中成药

金匮肾气丸

主要成分：地黄、山药、山茱萸、茯苓、牡丹皮、泽泻、桂枝、附
　　　　　子、牛膝、车前子。

主要功效：用于肾虚水肿、腰膝酸软、小便不利、畏寒肢冷。

金匮肾气丸的配伍，特别能看出肾阴和肾阳的关系，它是在六味
地黄丸的基础上加了补肾阳的肉桂、附子等，在补肾阴的基础上补的
肾阳。

这种药适应的最常见的主症：腰腿特别怕冷，甚至因为阳虚而有浮肿
情形。因为腰腿是全身承重最大的部位，对虚的感觉最敏感，酸软多是阴
虚，怕冷多是阳虚。

右归丸

主要成分：熟地黄、附子、肉桂、山药、山茱萸(酒炙)、菟丝子、鹿
　　　　　角胶、枸杞子、当归、杜仲。

主要功效：用于肾阳不足，命门火衰导致的腰膝酸冷，精神不振，
　　　　　怯寒畏冷，阳痿遗精，大便溏薄，尿频而清。

右归丸是和左归丸相对的，在左归丸这个重剂补阴的基础上，加了肉桂、附子这些温热的补阳药，所以治疗的是阳虚严重、腰腿特别怕冷的人。

补肾阳的药物中，有很多动物类药物，比如鹿茸、鹿鞭、海狗肾、鹿角胶、海龙胶等，在中医里，它们被称为"血肉有情之品"，补益的时候更容易被人体照单全收。而且这些动物类补肾药，一般都是阴阳双补的，本身是补肾阴的，通过把蜡烛补足，使火苗变旺，所以它们的药性都偏温。

这就带来一个问题，虽然是补阳的，最适合的还是软冷兼备，至少不能有热象，就是这个人不能一边虚着，一边又怕热。这在年轻人中很多见，要么是内热，要么有痰湿，这个时候，鹿茸这类动物类药物就不宜吃，否则容易犯"闭门留寇"的错误。

所以，带有鹿茸这种动物类成分的药，更适合年纪大或者虚损很纯粹、没有上火可能的人吃，而且要从小量开始吃，逐渐加量，一旦上火马上停，否则就是在消耗蜡烛，继续伤阴了。

五子衍宗丸

主要成分：枸杞子、菟丝子、覆盆子、五味子、车前子。

主要功效：用于肾虚精亏所致的阳痿不育、遗精早泄、腰痛、尿后余沥。

这是针对身体各种"跑冒滴漏"的方子，用了五味药物的种子，因为种子是植物能量最高的部位，所以中医用能量最高的东西补充最持重的地方，最容易被忽视的部位，让身体恢复生精能力。

这种药非常平和，可以作为预防用药，只要年过40岁，有消耗问题，比如已经有夜尿多这个信号了，无论男女都可以用。如果是早泄滑精，可以长期服用，适合轻症或者是力量大的药物改善后的维持用药。

金锁固精丸

主要成分：沙苑子、芡实、莲子、莲须、龙骨、牡蛎。

主要功效：用于肾虚不固、遗精滑泄、神疲乏力、四肢酸软、腰痛耳鸣。

金锁固精丸的收敛作用，比五子衍宗丸还要强，在防止"跑冒滴漏"

这方面，它是五子衍宗丸的"加强版"，适用于因为肾虚导致的性功能障碍，方子中没有更多开源的药物，重在节流，通过减少滴漏来留住库存。

锁阳固精丸

主要成分：锁阳、肉苁蓉、巴戟天、补骨脂、菟丝子、杜仲炭、八角茴香、韭菜籽、芡实、莲子、莲须、牡蛎、龙骨、鹿角霜、熟地黄、山茱萸、牡丹皮、山药、茯苓、泽泻、知母、黄柏、牛膝。

主要功效：用于肾虚滑精、腰膝酸软、眩晕耳鸣、四肢无力。

锁阳固精的补药很多，甚至动用了鹿角胶这类动物药，不仅对精关"严防死守"，而且通过补肾来开源，相当于左归丸和金锁固精丸的结合，开源的力量比金锁固精丸要大。

中医临床上，五子衍宗丸经常和锁阳固精丸一起使用，一个主内，一个主外，这样双管齐下，能使生殖之精"肥水不外流"。

四神丸

主要成分：肉豆蔻、补骨脂、五味子、吴茱萸、大枣。

主要功效：用于肾阳不足所致的五更溏泻、食少不化、久泻不止、
面黄肢冷。

四神丸适用的主症是"五更泻"，就是每天清晨五更前后，也就是5点左右要起床去泻肚。因为这个时候是人体阳气最虚弱的时候，如果这个人肾阳已经很虚，这个时候的阳气就更虚，自然更难把守，会起床即泻，而且大便不臭，身体很怕冷。

有的人未必都是清晨泻，他们是一天大便多次，每次都不成形，也没有异臭，用人参健脾丸、香砂六君子丸之类吃了很久也没能控制住的，这时就要加上四神丸了，而且加上就见效。因为腹泻，大便不成形，而且排泄物不臭的，多是脾虚，脾虚日久必定及肾，所以必须借助补肾药，才能把腹泻止住。

黑锡丹

主要成分：黑锡、硫黄、川楝子、胡芦巴、木香、附子、肉豆蔻、
　　　　　补骨脂、沉香、小茴香、阳起石、肉桂。
主要功效：用于真元亏惫、上盛下虚导致的痰壅气喘、胸腹冷痛。

黑锡丹算是补肾阳的"终极药"了，在补肾的中成药中，几乎没有比它更热、补肾阳更强的药物了。

这种药一般都用在慢性病后期的垂危患者，比如肺心病、肾病、肺癌等，已经到了呼吸功能衰竭状态，离不开氧气了，而且一般的氧气他们也无力吸进去。因为缺氧，不管什么温度，这类人总是浑身大汗，这就是中医说的"亡阳之汗"。虽然出汗，但身体摸上去却是冰凉的，这种药在这个时候用，起的是回阳救逆的作用，就是在生命之烛就要熄灭的时候，再最后挑亮一下火苗。

仔细看下这些药物就会发现，有些补肾阴的药物，也可以归于补肾阳的，就是因为中医的阴阳是互根的，你中有我，我中有你。如果一定要做出区别的话，补肾阳的药物一般比补肾阴的药物偏热，因为它是用来挑亮火苗的。这也就意味着，适合服用补肾阳药物的人，一般虚寒比较严重，

怕冷畏寒、遇冷加重的问题比较突出。如果冷的问题不那么严重，最好从补肾阴的药物入手，逐渐变换为补肾阳，这样就能保证在补足蜡烛的同时，挑亮火苗。

同时也提醒大家：**单纯补肾阳的药物最好不要单独吃。** 比如硫黄、阳起石、巴戟天，最好不要单独吃它们或者单独泡酒，要在补肾阴的前提下进行。

市面上补肾阳的中成药相对安全，一般都有补肾阴的药物做基础，我们选择的时候，只要根据自己是腰腿的酸软为主还是冷软为主，来选择补肾阴还是补肾阳，基本就是靠谱的。当然，最好在中医的指导下服用。

 07 女人别轻易活血，要感谢"月经量少之恩"

中医专家普遍认为，女人要想健康，必须要保证"两通"：一个是大便通，一个是月经通。

一说到"通"，很多人的第一感觉是清热通便，活血化瘀。的确，有时候是需要这样的，比如吃了上火的食物或者淤血很严重时，但概率还是低的，更多的人之所以大便不通、月经不通，不是因为真有什么堵住了，而是因为太虚了——"润滑"不够，推动无力，而且多与肾虚有关。

便秘也可能是因为肾虚

长期便秘者，特别是女性或者体弱者，多半是虚性便秘，他们甚至是因为之前久服泻药导致的。因为泻药多是苦寒的，会直折阳气，从西医的角度来讲，很多泻药会让肠道产生依赖，要么导致通便药失效，要么加量才能通便。因为肠道被泻药惯懒了，蠕动能力用进废退，他们的便秘并不是大便干燥，而是无力排便，这种通便是需要补着才通的，比如生白术、当归。在这个基础上，中医会用到肉苁蓉，因为肉苁蓉就是补肾的，更能从根本上推动。

中医有个通便的经典名方叫济川煎，是所有虚性便秘的基础方，其中入肾经的有当归、牛膝、肉苁蓉、泽泻。这几味药是基础，要用它们改善肠道这条河的干枯状态，润肠通便。后世用来治疗虚性便秘时，一般都要用上其中的肉苁蓉、牛膝。

月经量少，别急着活血化瘀

另一个是月经通。很多人误以为，月经量多才意味着通，事实上，月经量少也是正常的，它甚至是女性身体的一种自我保护。

之前我讲一个出汗严重的女患者，在严重出汗的一年中，月经是停止的。后来出汗稍微好转后，月经才开始恢复，但第一次恢复时，月经量很少，而且颜色特别淡，她问我能不能吃活血化瘀药让月经通畅些。我开玩笑说："千万别！你得感谢月经量少之恩。"

因为身体这条"大河"没水，生殖这条"小河"是不可能充盈的，就算活血之后月经稍微增量，也是硬从"大河"中分流出来的，这就违背了身体的规律，就要伤及"大河"、伤及"青山"了。

女性在哺乳期一般是不来月经的，这是因为哺乳就是一个巨大的消耗，身体为了保证后代的繁衍，会集中力量成全这种消耗，为此才会断掉月经，尽量减少其他消耗。但即便不来月经，女性在此时也是排卵的，是可以受孕的。

有的家庭中，兄弟姐妹之间相差不到一岁，一般都是母亲因为没有月经，以为不会怀孕的结果，由此可见，月经是一次身体的巨大能量消耗。

如果自身气血不足，活血化瘀就是生拉硬拽了，是在打破身体自我平衡的能力，即便通过活血而使月经量增多。身体如果无法修复出血太多造成的损失，可能留下更多后患，因为她们的月经不通，不是因为淤，而是因为虚。

更年期月经量少是好事

还有一种情况是女性接近更年期的时候，月经量会开始减少，这是正常的，甚至是好事，如果这个年纪月经量反而增多了，那倒麻烦了。

因为接近更年期，身体完成了生殖这个天职，临近"下岗""退休"了，身体就开始在这方面节能，月经量变少就是自我调节以便节能的标志，这也是不能通过活血化瘀来增量的。

如果想调节，只能补血，而且最好是选用入肾经的补血药，一来从根基上补血，二来可以抗衰老，延缓提前到来的卵巢早衰。

像那种月经量少、颜色淡、拖延时间长，总是有气无力、手脚冰凉的人，补肾养血才是她们正确的通经办法，比如八珍丸、复方阿胶浆、乌鸡白凤丸等，才是她们的通经药，而绝对不是益母草、"少腹逐瘀汤"之类的药物，这些是活血的，活血过度，或者不是血瘀状态、血瘀体质而过用了活血药，只会加重血虚导致的"不通"。

　　而且，即便是有淤血的人，中医用活血药也会见好就收，因为很多活血药是"破气"的，所谓破气，就是伤害了身体自身的功能和节奏，是在勉为其难，久服会让人体质变虚。

CHAPTER 4

吃什么、怎么吃

才能补上肾虚

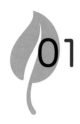01 中医讲"咸入肾""盐补肾",
我们就该多吃盐

中医讲，药物和食物都分酸、苦、甘、辛、咸这五味，五味对应五脏，其中酸入肝，苦入心，甘入脾，辛入肺，咸入肾，咸味的食物、药物能补肾。

一说到咸，人们首先会想到盐，很多老年人也说："不吃盐，身体会发软，吃盐能使身体硬朗。"但控制高血压的时候，医生又反复强调要少吃盐，盐会使血压升高，这是不是又意味着中医不科学了？

维持水液代谢的平衡，是维持生命的关键

要想了解这个，先要知道，中医说的肾是什么？

中医的肾不是西医说的那个肾脏。中医的肾指的是身体这棵大树的树根、这座大楼的地基，是生命的"先天之本"，简单来讲，中医的肾是生命的基础。

那么，在维持生命的过程中，什么是最基础的？不是心脏的跳动、肺脏的呼吸、胃肠的蠕动，而是决定所有这些机能状态的水液代谢。身体

体液中，血液中的电解质、离子虽然微小，但它们的偏颇却可以使心搏骤停、使呼吸衰竭，所以，维持水液代谢的平衡，是维持生命的关键。

人类知道吃盐之前，是怎么维持水液平衡的

我们的身体70%都是水，因为人类就是从水生进化为陆生的。上岸之后，身体的器官其实仍旧适应着水环境，所以保证身体足量的水是必须的，而这些水必须维持一个正常的渗透压，意思是，这些体液不能是白水，不能太稀，要有"料"。

这个料就是各种电解质，其中包括食盐中的钠离子，它们能让血液不太稀，能维持体液足够的渗透压。但是，我们热了会出汗，喝水后会小便，这些水分丢失时，都会带走盐和各种电解质，为了维持水和盐的平衡，就只能通过吃盐的方式来补充。

而研究显示，人类吃盐的历史不及人类历史的1/600，在人类懂得吃盐之前，是怎么维持水液平衡而活下来的呢？就是靠茹毛饮血——猎物中的血液、组织器官中含有的盐分。肉食的方式保证了先人的身体对盐的需求。

但是农耕时代到了，人类从狩猎时以吃肉为主变为以吃谷物果蔬为

主，盐这个基础营养素开始不够用了，才逼得人类开始寻找盐，会吃盐，学会通过在食物中额外加盐的办法，维持身体的水液平衡。

据说在神农时代，人们煮海为盐，第一次发现了这个使食物鲜美的基础元素，盐逐渐就成了人们饮食中的必备调味料。

纵观这些可知：盐是人体维持水液渗透压平衡的必需物质，渗透压是生命机能的最基础保证，而中医说的肾就是身体的根基、基础，这个生命攸关的水液平衡，自然要由肾这个生命的"命根"来把守，这也就是"咸入肾"的机理所在。

中医也提倡控盐

有人会问，现在患高血压的人那么多，而且中国人的高血压主要就是因为吃得咸了，吃盐太多了，那么，"咸入肾"这个概念是不是也得推翻？完全不是，我要提示两点：

首先，咸或者说是盐，永远是人类生存的必需品。只不过这个盐未必就是你吃的食盐，所有口味重的食物都含有盐，因为食盐中的钠保证了它们的重口味，所以即便你不吃盐，但鸡精、味精以及各种有滋味的食物，包括甜味的食物里，盐也是助长其滋味的常用添加剂。

人类永远离不开盐，咸味永远是生命的基础，只不过我们吃盐的方式变了，多样化了，而问题也出在这个多样化上。

其次，既然是基础物质，盐的额外摄入就没必要，也不应该无限制地多吃，只要基础满足就够了，水液代谢就能维持平衡，就能保证器官组织的正常运行，而绝对不要多食，多食就会打破这种平衡，这与现在西医提倡的"控盐"其实是同一个道理。

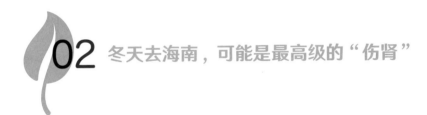

02 冬天去海南，可能是最高级的"伤肾"

一年四季的变化是有规律的，所谓"春生夏长秋收冬藏"：春天万物复苏开始生长；到了夏天，长势喜人植被丰茂；到了秋天，气温降低，植物开始落叶，生机减慢；冬天的时候，动物要冬眠了，多年生的植物只有根子还活着，大自然万物凋零……

这个规律人体是也要响应的。所谓"天人相应"，人体也会出现相同的规律，中医治病养生就是遵从、顺应这个规律，具体到中医所说的肾，冬天就是最好的补益季节，因为冬天是肾所主的。

从西医的角度讲，冷的时候，我们的身体代谢降低，相当于生命的火苗不会持续燃烧，总有火苗变小的时候，这就比持续燃烧要节约能量，而且火苗变小的时候，正是身体补足库存的时候。动物冬眠，其实也是为了节约库存、补足"库存"。人早已没了"冬眠"这种本能，取而代之的就是中医说的"封藏"，尽量少消耗，多补充。

从这个角度来讲，现在很多人的生活方式其实是错的。

比如冬天的时候，北方人移民到南方，比如很多东北人都在海南买了房子。抛开谋生不谈，如果老年人有严重的呼吸系统疾病，确实有搬家的必要。因为肺为"娇脏"，肺部疾病最怕受凉，冬天呼吸道疾病更容易发作，一次急性发作就是对心肺功能的一次损伤，出于这个目的，移居到温暖的地方是有价值的。

如果没有疾病治疗的刚需，冬季仍旧要去温暖如夏的地方，对生命的蜡烛可能就是过度消耗。热带地区的人的寿命始终低于寒冷地区，因为在热带地区，蜡烛要烧四季，而在温带和寒带地区至少有两季可以收藏，可以给蜡烛增量。

为什么广东人喜欢熟地龙骨汤

就是由于这个原因，广东人才有了喝汤的习俗，汤中多是有中药的，其中一个最常见的例汤就是熟地龙骨汤。如果是夏天，他们会用熟地和生地各一半，比如各10～20克，和1～1.5千克猪脊骨一起炖汤，就像平常炖骨头汤一样，肉烂了就可以吃肉喝汤了，生地、熟地也可以一起吃掉。这个汤很好喝，微微有点药味，很是滋补。

熟地是入肾经的，猪脊骨、羊脊骨都可以，之所以用脊骨，因为其中有骨髓，也是入肾经的。这个汤是典型的补肾汤，因为广东人知道天气热消耗大，过多的消耗会让身体的根基动摇，所以会在生活中润物无声地弥补亏空。

东北人"猫冬"是因为懒吗

相比来说，寒冷的东北就没有这个习惯，虽然东北人不像广东人那么讲究进补，但东北人在冬天有"猫冬"的习惯，因为天冰地冻，也农闲了，人们都宅在家里，很少劳作。从表面上看，这是环境所迫，甚至有人说这是东北人懒，其实这种懒就是对身体规律的顺应。冬天就是要封藏的，"猫冬"就是一种封藏。

反季节蔬菜为什么不宜多吃

经常有人笑话以前的北方人，到了冬天只有白菜、萝卜、土豆、白薯可以吃，没有新鲜的蔬菜。真的是因为中国人笨到不能早早种出"反季节蔬菜"吗？别忘了，中国有"四大发明"，对人类文明的贡献非其他民族可比，何况中国还是农业大国，以这样的智慧和经验想出"反季节蔬菜"的种植技术，应该是轻而易举的事，之所以没有，是因为反季节违背了生理规律，意味着对身体机能的惊动和打搅。

比如，冬天就开始吃香椿、春笋这些芽苗菜，就会给身体一个错误提示——以为春天来了，身体要提前调遣出和春天一样的生长节奏，本该藏储的季节却过度生发，这显然是对"库存"的提前消耗，这自然是中医所不为的。

而土豆、萝卜、白薯都是根茎，是植物能量的收藏之处，最适合在人体的收藏之季吃，所以，深谙中医理论的人不会选择"反季节蔬菜"，不是因为吃不起，而是要在正确的时候做正确的事。

中国没有"反季节蔬菜"，和中医没有解剖学一样，不是不能，而是不为。

冬季泡温泉、吃火锅会伤肾

从这个角度上说，冬天的各种违反封藏的生活方式，就是一种"作"，就是在伤肾。比如冬天频繁泡温泉、吃很辣的火锅，看似在暖身，其实是在拨亮本该减小的火苗。

被认为有养生作用的温泉，大多含有硫黄。前面我讲了，硫黄是入肾经的，是壮阳的，特别怕冷的全身肾虚者，或者有陈旧损伤的局部肾虚者，含硫的温泉对他们是适用的。但如果没这些问题，频繁泡在富含硫黄的温泉中，等于是人为地拨亮火苗。

火锅也一样。吃火锅很暖和，调料的辛辣是一个方面，这种饮食方式一定程度上也是在挑亮火苗。所以吃火锅也容易上火，这种上火是以伤阴为基础的。

改善生活方式，这些病也有可能根治

这些新的生活方式、新的习惯，都不同程度地违背了"冬藏"的养生主旨。你可能会说，就算是违背了，但如今人类的寿命仍旧延长了很多，不是吗？

是的，像北京、上海这种大城市，人均寿命已经接近80岁，但这在很大程度上是医学护佑的结果，而且这个护佑并不是生命质量的改善，而是生命状态的维持——很多人可能从70岁起，就生活不能自理甚至只能卧床了。放在医疗条件不好的年代，他们可能很早就去世了，而现在可以让他们躺在病床上活到80岁。平均寿命就是这样被延长的，但这样的健康状态毫无质量可言。

换句话说，医学再发展，能做到的也只是维持生命，很多疾病依然无法根治。

比如糖尿病就是少动多吃导致的，即便现在有了胰岛素，但糖尿病的发病率、并发症的发病率始终居高不下，因为只要是生活方式导致的疾病，唯一的根治方法就是改善错误的生活方式。

具体到肾虚这个问题上，即便你不想额外进补，但至少在冬天这种收藏的季节不"作"，顺应自然规律，不刻意躲避寒冷，也不失为一种有效的补肾。

03 好的补肾药，大多具备这三大特点

补肾的中药有很多种，一般来说，补肾功能强的药一般具备三个特

点：黑色的，植物的根茎或者种子，"血肉有情之品"。

补肾药为什么多是黑色的

先说补肾药为什么是黑色的。

前面我讲了，人病入膏肓时，不管之前的肤色多白，也一定会变黑

的，这个黑被中医形容"如地仓"，就是像黑土一样，黑而且没光泽。

之所以如此，因为黑色是最能吸收能量的颜色，没有光泽更意味着

不会反光，这样的身体才能让光的能量，包括灯光的能量，照单全收。

补肾药的颜色是黑的，也是这个道理，所谓"黑入肾"，因为黑色的药

物和食物往往能量较高，只有能量高，才能补到身体根基最深的层面。

以姜这个食物为例，生姜是温性的，我们着凉或者脾胃虚寒的时候，

可以用生姜泡茶或者做一碗姜汤，就此暖身温胃。

生姜晾干了就是干姜，干姜的颜色就比生姜要深，干姜的热性也比生

姜要重，干姜侧重治疗遇冷就肚子疼腹泻、中焦虚寒比较重的症状。

干姜继续被炮制成黑色时，就是炮姜。炮姜的热度比干姜还要高，中医用炮姜治疗的是严重的腹泻，以及由于虚寒导致的月经淋漓不尽。因为已经变黑的炮姜能量更高了。

炮姜再继续炒制，就成了炮姜炭，是彻底变黑了的姜，炮姜炭治疗的就是极度虚寒，虚寒到出血不止、泻利不止。

再比如，上火、有内热的时候，中医要用清热去火药，但很多上火的人本身是虚寒体质，或者是女性经期，清热药不宜过量、过猛，这个时候，有经验的中医会把清热用的龙胆草、栀子、黄芩、白茅根之类，炒制到变黑成炭，而且炒制的火候要保证炒炭存性，就是既让药物变黑成炭，还要保持原来的药性。这样的药物，就可以清热而不伤正，不加重虚寒了。

炒制，使药物颜色加深直至变黑的过程，其实就是增加能量的过程，包括我们小时候吃得食积了，爷爷奶奶会把馒头片烤得焦黑，我们吃了这样的馒头片，食积很快就化掉了。因为变黑了的馒头片能量高，能助力你的胃肠吸收消化，相当于食物中的"胃动力药"。所以，很多补肾药，比如熟地、何首乌，食物中的黑芝麻、黑豆，都是黑色的。

补肾药为何多是植物的根或者种子

中医理论中有"取类比象"的概念，意思是，同一类事物是有共性的，治病养生时就要借助这种共性。比如中医的肾是人体的根基，是大树的树根，补肾就要用植物的根，比如人参、熟地、山药，它们都在秋冬季节收获，整个植物的能量都在根子里封藏了。

一年四季是有变化规律的，"春生夏长秋收冬藏"。到了秋冬，阳气开始回收，收到哪里去呢？人体是回收到内里，消化系统功能增强，立秋之后胃口大开就是这个原因。而植物于秋冬叶子脱落，营养回收到根子里，所以秋天要吃根茎类植物，比如土豆、萝卜、白薯之类。中药中的根茎类药物，很多是入肾经的，也是冬天的治疗效果最好，因为它们扎根于土壤，最大程度地吸收养分，是整个植物中营养最浓缩的。比如山药，山药虽然是和土豆一样的食材，却是经典补肾方六味地黄丸六味药中的一味，六味地黄丸是三种补药配三种泻药，以此达到阴阳平衡，水火交融的效果。

三种补药是熟地、山茱萸、山药，能和前两个补肾重剂齐肩，可见山药的功效了。另一个名方就是前面提到的"薯蓣丸"，这是医圣张仲景治疗虚劳的主方，被后世医家誉为补虚劳之"祖方"，其中的薯蓣就是山药。

在薯蓣丸里，山药的量是当归、桂枝、地黄、人参阿胶等补气养血药的3倍，因为是君药，所以会以山药命名。还有一种药，索性叫"无比山药丸"，出自《千金要方》，就是在六味地黄丸的基础上，减少了泻药泽泻，山药强化了补肾的效果。

山药开在汤药中，一般不超过30克，因为山药容易煮糊，怕因此影响药效。但如果作为食物，每天最好吃50～100克，蒸食煮食都可以。虽然在餐桌上，山药是"孤军奋战"，没有其他药物配合，但中医讲"药单力专"，意思是单独一味药的使用，只要目标精准，剂量足够，效果也是"稳准狠"的，所以，在秋天，蒸一节山药代一餐，不知不觉中，已经在给身体"培根"了。

除了根子，能补肾的还有种子，补肾的五子衍宗丸就是代表。这种药用五个植物的种子，就把肾不固摄，身体"漏水"问题解决了。同理，核桃、芝麻等能健脑，也是因为它们是种子，种子是一棵植物能量最集中的部位，种子虽然小，但未来是要生发出一棵生命的，种子是通过补肾来填充髓海，给大脑供能的。

最高级的补肾药为什么多是动物类药物

其三，补肾药最高级的是"血肉有情之品"，就是动物类药物，比如阿胶、海龙胶、龟板、动物的骨髓等。"血肉有情之品"的利用，彰显了中医理论的特点。

阿胶是补血的，而且是入肾经的补血药，因为补得很深，所以才被称为"补血圣药"。阿胶就是"血肉有情之品"，因为它是驴皮和东阿的阿井水酿制而成的。为什么中医会选驴皮而不是牛皮、猪皮来熬胶？这就是中医的神奇之处。

从物种进化的角度说，驴是非常高级的动物。驴的一胎只生一个，而且孕期是12个月，这都是一个物种高级的体现。只有物种足够高级，才能和人产生情感交流，才能"有情"，驴这种大牲畜，是很通人情的。蛇也是动物，蛇胆是入药的，但绝对不是补药，是清热利胆的药，因为蛇是冷血的，物种很低级，很难"有情"，所以才会有"农夫和蛇"的故事。而只有物种与人这个最高级物种的距离越近，它的补益才更能被人体吸收。

同样的，还有一个补肾很好的药物：海龙胶，是用海洋里的海龙熬制成的胶。在海洋动物中，鲸鱼虽然是鱼，却是哺乳动物，处于海洋中类似人的位置，是最高级的，按照进化级别分，排在第二的就是海龙。海龙是一种硬骨鱼，它在海洋中类似驴在陆地上的位置，仅仅排在灵长类之后，中医就是选择了这两个物种非常高级的动物给自己补益。

最早的中医怎么发现这个规律？我们的先人是不懂进化学的，这就是中医至今无法用现代科学完全解释清楚的原因，我们只能还是用前面说的"取类比象"来做个简单说辞：中医发现了陆地上的驴与海洋中的海龙的共性，因为它们物种高级，能补到人体最深层，所以说它们是入肾经的。之后，把这个能补到根基的共性，用到人类自身最深层的补益之中。至于怎么发现的，就不是本书力所能及的，可能是未来一个很大的世界性研究课题。

04 为什么杨贵妃吃阿胶、梅兰芳吃石斛

杨贵妃和梅兰芳的驻颜秘密

既然谈到了阿胶，就要说个和阿胶补肾有关的实例，这就是中国四大

美人之首的杨贵妃。

之前很多古诗记载她"肤如凝脂"，显然是皮肤状态好，吹弹可破，杨贵妃吃了什么至此？一首古诗透露了她的驻颜之道："暗服阿胶不肯道，却言生来为君容。"这句话透露了杨贵妃的美容秘方，就是吃阿胶。占尽当时美容养颜最优成果的杨贵妃，唯独将阿胶视为秘密，显然因为阿胶有其他药物不能比的疗效。

京剧大师梅兰芳66岁时扮旦角，从容貌到声音依旧惊艳，之所以如此，据说是因为梅先生很注意养生，他每天都要用石斛泡茶。

中药那么多种，号称能驻颜美容的众多，为什么他们独选了阿胶和石斛？原因很简单，这两种药是入肾经的，只有入肾经的药物，才能从根基上给身体补益，而皮肤的水嫩弹性是由皮肤所含"结合水"的多少决定的，只有入肾经的药物才能补到这个层面。

自由水和结合水

我们喝进去的水，一部分通过胃肠进入血液，血液再流经肾脏，被肾脏过滤，最后以尿液的形式排出，这些水叫"自由水"。还有一部分水，被身体组织里的蛋白质抓住了，以此保证器官结构的丰盈、挺括。

我们可以看看超市里的肉，越新鲜、越嫩的肉，越鲜灵挺实，虽然能明显感到其中含水，但怎么挤也挤不出来，因为它们被肉里的蛋白质紧紧结合住了，这就是"结合水"。人的皮肤能有弹性，靠的就是其中的"结合水"。

这个"结合水"什么时候会减少？随着年龄的增长而逐渐减少，所以我们买肉会买羔羊肉、童子鸡。而人老了，组织中的"结合水"就少了，所以老人的皮肤、肌肉都会萎缩，而衰老就是中医说的"肾虚"。

如果你虽然年轻，但身体未老先衰，肾虚也会提前出现，这个时候，组织里的"结合水"就会明显下降，这也就是为什么身体不好的人皮肤会早早干枯起皱、没弹性的原因，因为"结合水"少了。

前面我们讲了，足跟疼是肾虚的标志，因为足跟下面是个软组织垫，用来缓冲我们走路跑步时的震荡的，这个软垫的弹性就源自足够的"结合水"，随着增龄或者肾虚的发生，结合水少了，软垫失水就变薄变干，弹性减少，你踩地的时候就会觉得疼。

再比如咳嗽，中医要润燥滋阴，有两个代表方——桑杏汤和清燥救肺汤。桑杏汤中主要都是入肺经的润燥药，治疗的是干燥的轻症，一旦干燥到伤阴的程度，甚至咯血，就要用清燥救肺汤，它比桑杏汤多出的两味药，都是入肾经的，一个是地骨皮，一个就是阿胶，就是要从根基的角度给呼吸道补充"结合水"，恢复因为干燥损伤的机能。

梅兰芳用石斛泡茶是为了护嗓。因为他每天要练功、唱戏，嗓子声带早就过度使用了，肯定有一定程度的局部肾虚了。石斛是入肾经的补阴药，能帮助早衰的声带补充逐渐减少的"结合水"，影响发声的嘶哑、干咳也就避免了。

石斛和阿胶有什么区别

石斛和阿胶有什么区别？除了同样入肾经，石斛性味偏寒，更适合阴虚同时明显有虚热的人，或者因为热病所伤而出现口干烦渴、目暗不明、筋骨痿软的人。而阿胶性味平和，没有寒热的偏颇，无论偏寒的阴虚还是偏热的阴虚，阿胶都可以用。

石斛和阿胶都是价格比较高的药物，其实不光是它们，补肾的药物普遍价格都偏高。这也在情理之中，因为治感冒的中药多是树枝、树叶或者花，而补肾的则是根子和种子，生长周期都比枝叶要长，而"血肉有情之品"则更是来自一种相对高级的生命。